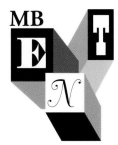

編集企画にあたって……

　子どもの難聴は，適切な対応が施されないと言語発達に大きな遅れをきたすばかりではなく，難聴の程度や患児の年齢に応じた様々な臨床所見（発達障害や学業不振など）を生じる可能性がある．一方で，早期に適切な医療や療育支援を行えば，その影響は最小限に抑えることができることから，子どもの難聴の早期発見とその後の医療・療育への橋渡しは，ますます重要な課題となっている．また，難聴をきたす原因疾患は成人に比べて幅広く，その発症経過も先天性難聴や後天性難聴，進行性難聴など様々であるが，難聴を主訴に耳鼻咽喉科を受診する小児の中には，先天性サイトメガロウイルス感染症やムコ多糖症などの治療可能な全身疾患が隠れていることもあり，耳鼻咽喉科医には難聴だけではなく，それらの原因疾患を早期に診断することが求められている．

　出生 1,000 人に 1 人という高頻度に認められる先天性難聴については，新生児聴覚スクリーニング検査（NHS）が近年我が国でも普及が進み，受診率は 90% を超えている．しかし，NHS 未受検児のバックアップ体制や NHS refer（要再検）児のフォローアップ体制が未完成であり，先天性難聴の早期確定診断と療育開始のためには，医療と療育，そして教育，行政の各関係機関の連携強化が必要である．難聴精密検査のための子どもの聴力検査はそれぞれの発達段階の違いに応じた検査が必要であるが，特に留意すべきは補聴器や人工内耳などの人工聴覚機器を用いた療育が必要な症例を早期に診断し，適切な対応を施すことが重要である．米国の Early Hearing Detection and Intervention（EHDI）プログラム 2019 年版では，これまでの「1–3–6 ゴール」から新たに「1–2–3 ゴール」への前倒しについて言及しており，これについては南先生に解説いただいた．さらに先天性難聴の 50% を占める遺伝性難聴を見逃さずに適切な臨床管理を行うために，遺伝子検査の果たす役割については土橋先生に解説いただいた．

　後天性難聴の最大の原因である滲出性中耳炎は，2015 年にガイドライン初版が発刊されてから臨床管理の標準化がなされてきたが，今年発刊予定の 2022 年改訂版をもとにして，ガイドライン作成委員長の日高先生に解説いただいた．また，慢性中耳炎（慢性穿孔性中耳炎，癒着性中耳炎，中耳真珠腫）や外耳道狭窄症は手術によって改善が望まれる子どもの難聴であるが，小児では側頭骨の成長発達に伴う術後変化が起きやすいため，その手術の時期や術式についてはコンセンサスが得られていないのが現状である．これらの解のない問いに対する熟練の術者としての考えを，小森先生，杉本先生にわかりやすくまとめていただいた．

　ご執筆いただいたのは，これからの我が国の耳科学，小児耳鼻咽喉科学をリードしていく新進気鋭の耳鼻咽喉科医であり，本特集が「成長とともに変化していく」子どもの難聴を見逃さず，適切な臨床管理に寄与できれば幸いである．

2022 年 3 月

伊藤真人

KEY WORDS INDEX

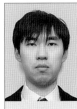

安藤　喬明
（あんどう　たかあき）

2017年	東京大学卒業
2019年	同大学耳鼻咽喉科入局
2020年	東京逓信病院耳鼻咽喉科
2021年	東京都立小児総合医療センター耳鼻咽喉科

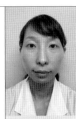

島田　茉莉
（しまだ　まり）

2009年	秋田大学卒業
2011年	自治医科大学耳鼻咽喉科医局入局
2020年	同科，助教

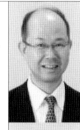

日高　浩史
（ひだか　ひろし）

1993年	東北大学卒業　同大学耳鼻咽喉・頭頸部外科入局
1998年	同大学大学院修了
1999年	いわき市立総合磐城共立病院耳鼻咽喉科，医長
2003年	米国ジョンス・ホプキンス大学留学
2006年	仙台医療センター耳鼻咽喉・頭頸部外科
2007年	いわき市立総合磐城共立病院耳鼻咽喉科，主任科長
2009年	東北大学耳鼻咽喉・頭頸部外科，講師
2014年	同，准教授
2019年	関西医科大学耳鼻咽喉科・頭頸部外科，准教授

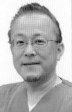

伊藤　真人
（いとう　まこと）

1987年	山形大学卒業
1993年	金沢大学大学院医学研究科修了
1993〜95年	カナダ・カールトン大学（心理学部感覚神経研究室聴覚中枢研究）
1996年	金沢大学医学部耳鼻咽喉科，助手
1999年	同，講師
2009年	同大学大学院医薬保健学総合研究科，准教授
2012年	同大学附属病院耳鼻咽喉科・頭頸部外科，臨床教授
2013年	自治医科大学小児耳鼻咽喉科，教授
2021年	同大学耳鼻咽喉科，教授

杉本　寿史
（すぎもと　ひさし）

1997年	金沢大学卒業　同大学耳鼻咽喉科入局
2002年	同大学大学院修了
2009年	同大学耳鼻咽喉科，助教
2013年	イタリア Gruppo Otologico 留学
2014年	金沢大学耳鼻咽喉科，講師
2022年	同，准教授

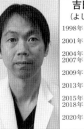

南　修司郎
（みなみ　しゅうじろう）

2001年	慶應義塾大学卒業
2002年	米国ミシガン大学クレスギ聴覚研究所研究員
2005年	慶應義塾大学医学部大学院修了（医学博士取得）　済生会宇都宮病院耳鼻咽喉科
2007年	静岡赤十字病院耳鼻咽喉科
2008年	国立成育医療センター第二専門診療部耳鼻咽喉科
2009年	慶應義塾大学医学部，助教
2010年	NHO東京医療センター耳鼻咽喉科
2015年	同，医長

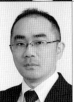

小渕　千絵
（おぶち　ちえ）

1997年	立教大学文学部卒業
1999年	東京学芸大学教育学研究科修了
2000年	国際医療福祉大学保健医療学部，助手
2002年	筑波大学大学院心身障害学研究科修了
2006年	国際医療福祉大学保健医療学部，講師
2014年	同，准教授
2020年	同大学成田保健医療学部，教授

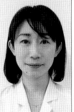

土橋　奈々
（つちはし　なな）

2008年	広島大学卒業
2010年	九州大学耳鼻咽喉・頭頸部外科入局
2011年	慶應義塾大学医学部耳鼻咽喉科，共同研究員
2013年	国立成育医療研究センター耳鼻咽喉科
2015年	福岡市立こども病院耳鼻いんこう科
2018年	九州大学病院耳鼻咽喉・頭頸部外科
2020年	同，臨床助教
2022年	同，助教

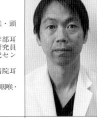

吉田　晴郎
（よしだ　はるお）

1998年	長崎大学卒業　同大学耳鼻咽喉科入局
2001年	五島中央病院，医長
2004年	佐世保市立総合病院
2007年	長崎大学耳鼻咽喉科，助教
2009年	国立病院機構嬉野医療センター，医長
2013年	長崎大学耳鼻咽喉科，助教
2015年	同，講師
2018年	長崎医療センター，医長
2020年	長崎大学耳鼻咽喉科，准教授

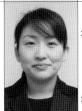

小森　学
（こもり　まなぶ）

2004年	昭和大学卒業　東京慈恵会医科大学附属病院，初期臨床研修医
2006年	同大学耳鼻咽喉科学教室入局
2015年	国立成育医療研究センター
2018年	東京慈恵会医科大学，講師　同大学附属第三病院，診療部長
2020年	聖マリアンナ医科大学，講師
2022年	同，主任教授

橋本　亜矢子
（はしもと　あやこ）

2003年	大分医科大学（現大分大学）卒業　浜松医科大学耳鼻咽喉科入局　焼津市立病院・静岡厚生病院・清水厚生病院，耳鼻咽喉科
2012年	富士宮市立病院耳鼻咽喉科，科長
2015年	静岡県立こども病院耳鼻咽喉科，医長

WRITERS FILE ライターズファイル（50音順）

CONTENTS　子どもの難聴を見逃さない！

編集企画／伊藤真人
自治医科大学教授

Monthly Book ENTONI No. 271/2022. 5 目次

編集主幹／曾根三千彦 香取幸夫

【ENTONI® （エントーニ）】
ENTONIとは「ENT」（英語の ear, nose and throat：耳鼻咽喉科）にイタリア語の接尾辞 ONE の複数形を表す ONI をつけ，耳鼻咽喉科領域を専門とする人々を示す造語．

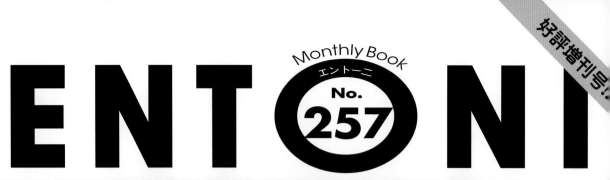

Monthly Book
エントーニ
ENTONI
No.
257

2021年4月増刊号

みみ・はな・のどの 外来診療update

― 知っておきたい達人のコツ26 ―

■ 編集企画　市村恵一（東京みみ・はな・のどサージクリニック名誉院長）
MB ENTONI No. 257（2021年4月増刊号）
178頁，定価5,940円（本体5,400円＋税）

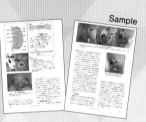

Sample

日常の外来診療において遭遇する26のテーマを取り上げ，
達人が経験により会得してきたそれぞれのコツを伝授！

☆ CONTENTS ☆

↑
目次の詳細は
こちらから
check !!

全日本病院出版会
〒113-0033 東京都文京区本郷 3-16-4
www.zenniti.com
Tel:03-5689-5989
Fax:03-5689-8030

好評増刊号！！

MB ENT, 271：1-7, 2022

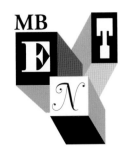

◆特集・子どもの難聴を見逃さない！

聴覚スクリーニング検査

安藤喬明*1　樫尾明憲*2

Abstract　先天性難聴は十分な対策を施されないと言語発達に大きな遅れをきたすという問題があるが，早期に発見し，適切な支援が行われればその影響を最低限に抑えられる．新生児聴覚スクリーニング(NHS)は簡便で有用なスクリーニング検査であることから普及が進み，2019年度の普及率は 90.8％となっている．NHS refer の場合は遅滞なく精密聴力検査機関を受診し，難聴と診断された場合は，早期療育へつなげることが求められるが，NHS 未受検児や聴力検査機関，療育機関への受診遅延といった問題があり，社会的には NHS 未受検児のバックアップや関係機関の連携強化の体制を整えることが望まれる．NHS では発見できない・見逃されうる難聴もあるため，NHS pass でも音への反応が悪い場合は速やかに精密聴力検査機関に紹介するべきである．滲出性中耳炎を合併していて難聴の詳細な評価が困難な場合も早い段階で精密聴力検査機関へ紹介するなど積極的な介入が必要である．

Key words　新生児聴覚スクリーニング(newborn hearing screening)，聴性脳幹反応(auditory brainstem response)，耳音響放射(otoacoustic emission)，1-2-3 ルール(1-2-3 rule)，進行性難聴(progressive hearing loss)，滲出性中耳炎(otitis media with effusion)

新生児聴覚スクリーニングの変遷

　聴覚は小児の言語発達に重要な役割を果たす．先天性難聴では言語を含む周囲の音が入力されにくくなることから，十分な対策が施されない場合，言語発達および二次的には情緒や社会性の発達にも支障をきたすといわれる．ただし，早期発見し，適切な支援が行われればその影響は最低限に抑えられる．Yoshinaga-Itano らは早期発見・早期支援が開始された聴覚障害児の言語能力は 3 歳児では健聴児に近いことを報告している[1]．重度・高度難聴児に対する人工内耳についても低年齢で手術を施行するほど術後の聴取能や言語獲得は向上すると報告されている[2][3]．しかし，以前は聴覚障害の中には乳幼児期には見逃されてしまうものも少なくなかった．例えば，両側高音漸傾型

感音難聴の場合には低音部に残聴があることから，ドアを閉める音や足音(500 Hz)，人の声(200 Hz)にも反応するため，難聴と気づかれずに乳幼児期を過ごしてしまう可能性がある(図1)[4]．先天性難聴は出現頻度も 1,000〜2,000 人に 1 人と他の先天性疾患と比べて高い[5]ことから社会的ニーズも多く，古くから聴覚障害を早期発見しようとする試みは数多くなされてきた．その中で1990年代頃から欧米諸国を中心に新生児聴覚スクリーニング(newborn hearing screening；以下，NHS)が導入された．NHS とは聴性脳幹反応(auditory brainstem response；以下，ABR)や耳音響放射(otoacoustic emission；以下，OAE)に自動解析機能を持たせた簡易聴覚検査機器を用いた先天性難聴のスクリーニングのことである．自動 ABR はイヤホンから 35 dBHL のクリック音を刺激とし

＊1　Ando Takaaki，〒183-8561　東京都府中市武蔵台 2-8-29　東京都立小児総合医療センター耳鼻いんこう科
＊2　Kashio Akinori，東京大学医学部耳鼻咽喉科・頭頸部外科，准教授

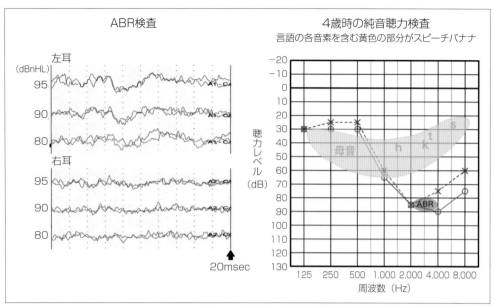

図 1. ABR 反応不良だが，聴覚反応良好な 1 例
2000 Hz 以上の周波数がスピーチバナナにのっておらず，補聴器適合と
早期の療育導入が必要である
（文献 4 より）

て，前額部と頭頂部の記録電極から蝸牛神経〜脳幹にいたる聴覚神経の電気反応を加算して得られる．OAE は内耳の外有毛細胞の機械的な伸縮の動きの結果得られる反響音を調べたもので，両者とも自動判定により pass あるいは refer と表示される．その簡便さと高い感度（自動 ABR はほぼ 100% で OAE は 95〜98%[6]）から普及が進んだ．NHS で refer と診断された児は遅滞なく精密聴力検査機関へ紹介し，ABR や聴性定常反応（ASSR）といった他覚的聴力検査と COR などの自覚的聴力検査を組み合わせた総合的評価によって難聴と診断し，補聴器装用と早期療育へつなげる必要がある．2000 年にはその時期の目安となる 1-3-6 ルール[7]，つまり生後 1 ヶ月までに NHS，3 ヶ月までに確定診断，6 ヶ月までに補聴開始とするルールが提唱された．本邦でも NHS が 2001 年にモデル事業として開始され，以降自治体単位で全国的に普及した．Kasai らは 2012 年に「NHS 実施例と非実施例を比較すると，NHS 受検例では生後 6 ヶ月以内で療育開始に至る確率が 20.21 倍上昇し，早期の療育開始により日本語言語性コミュニケーション能力が良好となる確率は 3.23 倍上

昇する」ことを報告し（図 2）[8]，難聴の早期発見における NHS の重要性が示された．また，NHS 導入により，早期診断，聴力レベルの確定が低年齢で行われるようになったことで，2014 年の人工内耳適応基準改定では人工内耳適応年齢も 1 歳に引き下げられた．2017 年度の産婦人科診療ガイドラインでは「インフォームドコンセントを取得したうえで聴覚スクリーニング検査を実施し，母子手帳に結果を記載する」という項目が 2014 年度の推奨度 C（実施することが考慮される）から B（実施が勧められる）に引き上げられ，あくまで任意の検査ではあるもののすべての親に対して NHS について説明することが必須となった（2020 年のガイドラインでも推奨度は B）[9]．その結果，本邦での NHS の普及率は上昇傾向にあり，2021 年 3 月に厚生労働省が公表した 2019 年度の新生児聴覚検査の実施状況の報告では受検者数を把握している 1,627 市区町村で出生時数に対する NHS 受検者数の割合は 90.8% となった[10]．NHS の意義が示され，世界的に普及が進んだ一方で課題もある．先天性難聴を見逃さないために以下，NHS の問題点について述べる．

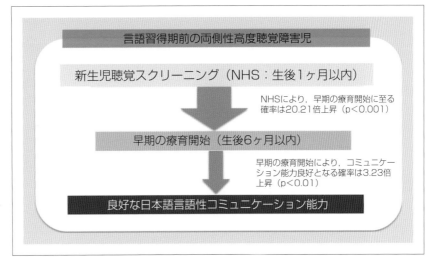

図 2.
両側性高度聴覚障害児に
対する NHS の有効性
（文献 8 より）

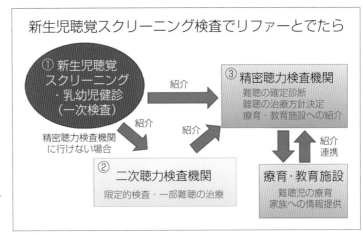

図 3.
NHS で refer だった児の精査の流れ
（文献 13 より）

NHS にかかわる問題点

1．NHS の受検率にかかわる問題

前述したとおり，NHS の受検者率は 2019 年度で 90.8％であるが[10]，NHS を受けておらず，1 歳 6 ヶ月・3 歳児健診など後になって両側難聴が発見される場合もある[11]．少しでも多くの先天性難聴児が適切なケアを受けられるように NHS 全例実施が望ましい．全例実施に至らない理由として片岡[6]は，公費負担になっていない自治体が多いこと，助産院や自宅出産などで検査を受けられる体制にないことを挙げている．公費負担は，2017 年度は 22.6％，2019 年度は 52.6％と上昇傾向にある．NHS は公費での支出の価値があるという報告もあり[12]，公費負担を実施する市区町村が今後も増加することが望まれる．助産院や自宅出産など NHS の情報を得られない母子に対しては，母子手帳交付時に NHS を行う医療機関を紹介するなどの対策もあるが，このような体制整備をしている自治体は 2019 年度では 61.0％という結果であった[10]．検査を受けられなかった児で新生児訪問時に保健師が難聴に気付き，医療機関の受診を促され，難聴が判明することも報告されているが，今後は地域で連携体制を構築し，NHS の施行の有無を行政で管理把握するなどのバックアップ体制を整えていくことが望ましい．

2．NHS 後の聴力検査機関，療育機関への紹介についての問題

NHS で refer だった児は直接精密聴力検査機関に受診するのが基本である．ただ，地域の事情で精密聴力検査機関にすぐにはアクセスできない場合は二次聴力検査機関に受診する（図 3）[13]．精密聴力検査機関および二次聴力検査機関の条件が日本耳鼻咽喉科頭頸部外科学会により表1[4)13)]のとお

表1. 精密聴力検査機関および二次聴力検査機関の条件

二次聴力検査機関の条件
難聴疑い児について難聴の有無を診断し，精密聴力検査機関へ遅滞なく紹介できる施設（原則として，以下の3つの条件を満たす） 1．ABR もしくは ASSR がある． 2．施設内に耳鼻咽喉科医師がいる（常勤，非常勤は問わない）． 3．0歳児を含めて速やかに紹介できる精密聴力検査機関がある．
精密聴力検査機関の条件
難聴疑い児の最終診断を行い，療育・教育施設と連携しながら将来にわたって聴覚管理ができる医療施設（原則として，以下の6条件を満たす） 1．0歳児を含めて速やかに連携できる難聴幼児の療育・教育施設[1)]がある． 2．小児難聴診療に携わる耳鼻咽喉科医師と言語聴覚士がいる． 3．ABR もしくは ASSR 機器がある． 4．OAE 機器がある． 5．乳幼児聴力検査（BOA・COR・遊戯聴力検査）の検査設備（防音室および校正されたスピーカ出力つきのオージオメータ）がある． 6．乳幼児聴力検査（BOA・COR・遊戯聴力検査）を実施する言語聴覚士・医師・臨床検査技師・看護師がいる．
註1）療育・教育施設（療育機関）とは，地域と連携して未就学の聴覚障害児の個別相談とグループ支援が実現できる施設を指す．従来の難聴幼児通園施設といわゆるろう学校（現，聴覚特別支援学校）が主に該当する．

（文献4，13より）

り決められている．精密聴力検査機関は他覚的な聴力検査機器に加えて自覚的な聴力評価を行う設備・人員を備え，療育施設との連携があり，難聴の診断に至った場合には速やかに療育へとつなげることができることを要件としている．二次聴力検査機関は，他覚的な聴力検査機器を有し難聴が疑われる場合には速やかに精密聴力検査機関へ紹介できることを要件としている．精密・二次聴力検査機関のリストは日本耳鼻咽喉科頭頸部外科学会の HP から確認できる（http://www.jibika.or.jp/citizens/nanchou.html）[13)]．

2016年度の日本耳鼻咽喉科頭頸部外科学会の調査では精密聴力検査機関を受診した児の中で，両側難聴と診断された児は26.2%である一方，療育開始となった児は16.2%であり，検査後に療育へ紹介するルートから外れてしまっている場合があることがわかる[14)]．検査により把握した要支援児に対する療育が，遅滞なく実施されるための指導援助を行っている市区町村の割合は2019年度では80.7%である[10)]との報告もあるが，まだ十分ではないことが推測される．難聴診断後に療育につながりにくいケースとしては21 trisomy や未熟児出生といった髄鞘化不全のケース，重複障害を伴う医療的ケア児および軽度難聴児などが挙げら

れる．髄鞘化不全のケースでは，長期的にみて聴力が改善する可能性があることも期待され，早期の補聴器装用や療育紹介の判断に迷うことがある．また，重複障害の中でも特に気管切開を伴う児や運動発達が極めて遅れている医療的ケア児は，療育施設での受け入れが厳しいことも多い．短期的な教育相談という形であれば，ご家族付き添いで医療的ケアができる状態での言語指導は可能であるが，長期的な支援となると定員枠が限られているため，継続的な療育が困難な場合もみられる．2021年9月に医療的ケア児支援法が施行され，療育施設の看護師定員の増加が推進されているため，現場での体制整備が望まれる．軽度難聴も早期の補聴ができていない場合に学童期以降に言語発達の問題が顕著化するという報告もあるが，自覚症状に乏しいことからご家族が補聴器装用・療育の必要性を実感しづらいことなどから療育につながりにくい場合がある[15)]．

NHS refer で難聴精査を希望されたにもかかわらず，精密聴力検査機関の予約が3ヶ月待ちで，結果的に聴力検査機関以外の耳鼻咽喉科を受診し，正確な診断につながらないケースもあるという報告もあり，紹介時期に関しても課題がある[16)]．療育開始の時期については Betty ら[17)]が生

表2. 進行性・遅発性難聴のリスク因子

```
1. 保護者が難聴を疑う場合
2. 小児期発症の難聴の家族歴
3. 5日以上のNICU管理，もしくはECMO，人工呼吸管理，耳毒性薬剤の投与，
   交換輸血を要する高ビリルビン血症
4. 子宮内感染(サイトメガロウイルス，ヘルペス，風疹，梅毒，トキソプラズマ)
5. 頭蓋顔面形態異常
6. 難聴を伴う形態異常症候群
7. 進行性・遅発性難聴を含めた難聴を発症する症候群
8. 神経変性疾患
9. 髄膜炎を含む周産期の感染疾患
10. 頭部外傷
11. 化学療法
```

(文献20より)

後3ヶ月以内に療育を開始したほうが有意な言語発達がみられると報告しており，生後1ヶ月までにスクリーニング，2ヶ月までに精密検査による診断，3ヶ月までに介入(補聴器装用)をすすめるという1-2-3ルール[18]への移行が提唱されている．関係機関で早期診断，療育開始へ向けた取りこぼしのない連携体制の整備強化が望まれる．

3．NHSの正確性における注意点

日本耳鼻咽喉科頭頸部外科学会乳幼児委員会の調査結果では両側pass児でも3％に両側難聴児を認め，一側referであっても両側難聴と診断された児を17％認めた[19]．このようなNHS検査と精密検査の結果の乖離はしばしばご家族の心理的動揺の引き金となりうるため，NHSはあくまで精査が必要な対象者を選び出すスクリーニングであり，難聴の有無を判断するものではないことを伝えておく必要がある．OAEは，鼓室内の羊水貯留や耳垢，いびきでも要再検になり，偽陽性率が高い．自動ABRも新生児期に反応が低下していても成長とともに改善する例や皮脂のために電極の接触抵抗が高まり要再検になる例などがあり，2019年度の厚労省の調査では精密検査を受けた児の43％は聴力正常であったと報告している[10]．NHS全体での陽性的中率は概ね半分程度である一方で難聴がある場合には，早期補聴・療育開始が言語発達に重要なため，NHS referの場合は精査が必要であることを家族へ伝え，確実に精密聴力検査機関へつなげることが重要である．また，NHS passでも音への反応が悪く養育者の不安がある場合はABR検査のみを繰り返すのではなく，速やかに二次聴力検査機関や精密聴力検査機関に紹介する[4]．

4．NHSで見逃されうる難聴

日本耳鼻咽喉科頭頸部外科学会の調査によると1，2歳になってから発見された難聴児の約50％はNHSを受けており，内4割はpassと診断されている．これらの多くは進行性難聴や遅発性難聴が原因と考えられている[16]．

進行性難聴には先天性サイトメガロウイルス感染症などの胎盤ウイルス感染や前庭水管拡大，Usher症候群などの遺伝性難聴などがある．進行性難聴のリスク因子も挙げられており，ハイリスク児ではNHS結果にかかわらず，聴力検査を行うことが推奨されている(表2)[6)20]．これらは難聴が発見されたときに一側性難聴だったとしてものちに両側性になることもあるため，注意が必要である．

Auditory neuropathyや蝸牛神経低形成は，ABRでは無反応となり難聴の診断が可能だが，OAEでは正常な反応が得られることもあるため，OAEを用いたNHSでは見逃される可能性がある．コスト面からOAEを実施している施設もあるため，注意が必要である．NHSの結果欄に検査施行機種が自動ABRかOAEか明記されていない場合もあるため，わからない場合は日本耳鼻咽喉科頭頸部外科学会のNHSマニュアル[5]に各社の検査機器ごとの検査結果の見方が書いてあるので参考にするとよい．

軽度・中等度難聴や特殊な聴力型の難聴，滲出性中耳炎を合併した難聴も見逃されうる．特に，

OAEでは40dBの音への反応をみているため，軽度難聴は見逃されやすい．自動ABRも3000Hz周囲の聴力を反映するため，低音部（1000Hz以下）は評価できない．したがって，低音障害型感音難聴といった特殊な聴力型は見逃されうる．また，滲出性中耳炎を合併している場合にABRで難聴を指摘されても，滲出性中耳炎に伴う一過性の難聴として経過観察されてしまうことも少なくない．成長後，滲出性中耳炎が改善したにもかかわらず難聴が残存するとして対応を求められるケースも散見される[4]．滲出性中耳炎はNHS referとなる大きな原因の一つであり，その確率は15〜65%と報告されている[21]．初診時に滲出性中耳炎を認めたNHS refer児の11%は貯留液消失後に感音難聴を認めたという報告もある[22]．また，先天性真珠腫や中耳・内耳奇形を合併している場合もあり，対応が遅れることのないよう注意が必要である[23]．増田らは生後2〜3ヶ月の初回精査の時に滲出性中耳炎を認めた場合に難聴があれば2回目の精査を生後5ヶ月まで，軽度・中等度難聴では遅くとも生後9ヶ月までに予定し，そこで滲出性中耳炎があれば，できるだけ鼓膜切開を行ってから検査を実施することを推奨している[24]．滲出性中耳炎を合併していても早い段階で聴力を確定するための積極的な介入が必要である．

以上のようにNHS passでも発見できない・見逃されうる難聴があるため，結果にかかわらず継続して聞こえの様子をみていく重要性を家族へ伝える必要がある．

まとめ

NHSは先天性難聴を早期発見するための簡便で有用な検査であることから普及が進んだが，NHS未受検児や精密聴力検査機関，療育機関への紹介の遅延，NHS自体の正確性，NHSで見逃されうる難聴といった問題がある．少しでも多くの先天性難聴児が適切なケアを受けられるようにNHS passでも音への反応が悪い場合は速やかに精密聴力検査機関に紹介することや，滲出性中耳

炎を合併していて評価が困難な場合も早い段階で聴力を確定するための積極的な介入を検討することが必要である．社会的にもNHS未受検児のモニタリング・新生児訪問といったバックアップ体制の強化や取りこぼしなく難聴児を受け入れられるような聴力検査機関，療育機関の体制整備といった積極的な介入が望まれる．

参考文献

1) Yoshinaga-Itano C, Sedey AL, Coulter DK, et al：Language of early- and later-identified children with hearing loss. Pediatrics, **102**(5)：1161-1171, 1998.

2) Niparko JK, Tobey EA, Thal DJ, et al：Spoken language development in children following cochlear implantation. JAMA, **303**：1498-1506, 2010.

3) 山岨達也：乳幼児難聴の聴覚医学的問題「治療における問題点」．Audiol Jpn, **54**：649-664, 2011.

4) 日本耳鼻咽喉科学会　福祉医療・乳幼児委員会：新生児聴覚スクリーニング後の二次聴力検査機関のための手引き―難聴を見逃さず適切に精密検査機関に送るために―. http://www.jibika.or.jp/members/iinkaikara/pdf/tebiki_health.pdf
Summary NHSでreferとなった児は直接精密聴力検査機関に紹介するか，行けない場合は二次聴力検査機関に紹介する．

5) 日本耳鼻咽喉科学会（編）：新生児聴覚スクリーニングマニュアル―産科・小児科・耳鼻咽喉科医師，助産師・看護師の皆様へ―. 松香堂, 3, 2016.

6) 片岡祐子：新生児聴覚スクリーニングの現状と今後の課題. 日耳鼻会報, **122**：1552-1554, 2019.
Summary NHS全例実施，要精密検査児全例精査，遅延ない療育導入が必要であり，自治体とともに体制を整備する必要がある．

7) Joint Committee on Infant Hearing, American Academy of Audiology, American Academy of Pediatrics, American Speech-Language-Hearing Association, and Directors of Speech and Hearing Programs in State Health and Welfare Agencies：Year 2000 position statement：principles and guidelines for early hearing

detection and intervention programs. Pediatrics, **106**：798-817, 2000.

8）Kasai N, Fukushima K, Omori K, et al：Effects of early identification and intervention on language development in Japanese children with prelingual severe to profound hearing impairment. Ann Otol Rhinol Laryngol Suppl, **202**：16-20, 2012.
Summary　NHS により早期の療育開始に至る確率が20倍上昇し，早期の療育開始により良好な言語発達を得る確率は 3 倍上昇する．

9）日本産婦人科学会，日本産婦人科医会（編）：産婦人科診療ガイドライン─産科編 2020：357-361．日本産婦人科学会事務局, 2020.

10）厚生労働省：令和元年度「新生児聴覚検査の実施状況等について」．https://www.mhlw.go.jp/stf/newpage_17311.html
Summary　受検者数を把握している 1,627 市区町村で出生時数に対する NHS 受検者数の割合は 90.8％であった．

11）野波尚子，河野　淳，冨澤文子ほか：NHS refer 以外の理由で受診した小児難聴症例の検討．Audiol Jpn, **61**：82-89, 2018.

12）片岡祐子，菅家明子，福島邦博ほか：新生児聴覚スクリーニングの費用対効果の検討．日耳鼻会報, **121**：1258-1265, 2018.

13）日本耳鼻咽喉科頭頸部外科学会：新生児聴覚スクリーニング後・乳幼児健診後の聴力検査機関一覧．http://www.jibika.or.jp/citizens/nanchou.html

14）日本耳鼻咽喉科頭頸部外科学会：新生児聴覚スクリーニング後の精密聴力検査機関実態調査．http://www.jibika.or.jp/members/iinkaikara/pdf/hearing_screening2016.pdf

15）片岡祐子：軽度・中等度難聴児の言語発達─補聴器装用の必要性を考える─．小児耳鼻, **33**（3）：252-255, 2012.

16）守本倫子：新生児聴覚スクリーニングによる難聴診断と問題点. 日耳鼻会報, **121**：1429-1430, 2018.

Summary　NHS は，全例実施されていない，検査の正確性，進行性難聴や療育施設との連携といった問題点がある．

17）Betty V, Deborah T, Nicole G, et al：Language outcomes and service provision of preschool children with congenital hearing loss. Early Human Development, **88**：493-498, 2012.

18）Awad R, Oropeza J, Uhler K：Meeting the Joint Committee on Infant Hearing Standards in a Large Metropolitan Children's Hospital：Barriers and Next Steps. Am J Audiol, **28**(2)：251-259, 2019.

19）加我君孝，小寺一興，山下裕司ほか：平成 21 年度「新生児聴覚スクリーニング後の精密聴力検査機関の実態調査」に関する報告．日本耳鼻咽喉科学会福祉医療・乳幼児委員会：509-512, 2010.

20）Year 2007 Position Statement：Principles and Guidelines for Early Hearing Detection and Intervention Programs. Joint Committee on Infant Hearing.
https://www.infanthearing.org/resources/2007_JCIH.pdf

21）Eavey D：Abnormalities of the neonatal ear：otoscopic observations, histologic observations, and a model for contamination of the middle ear by cellular contents of amniotic fluid. Laryngoscope, **103**：1-31, 1993.

22）Boone RT, Bower CM, Martin PF：Failed newborn hearing screens as presentation for otitis media with effusion in the newborn population. Int J Pediatr Otorhinolaryngol, **69**：393-397, 2005.

23）伊藤真人：小児滲出性中耳炎の治療とそのエビデンス─目的を意識した小児滲出性中耳炎の診断─．日耳鼻会報, **123**：123-126, 2020.

24）増田佐和子，臼井智子：新生児聴覚スクリーニング精密検査児の滲出性中耳炎．Otol Jpn, **29**（3）：215-221, 2019.

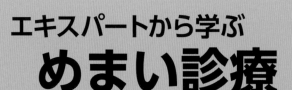

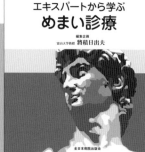
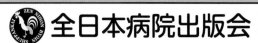

MB ENT, 271：9-14, 2022

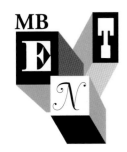

◆特集・子どもの難聴を見逃さない！

子どもの聴力検査

島田茉莉*

Abstract 小児の難聴では，言語発達の面から難聴の早期発見が重要である．新生児聴覚スクリーニングやその後の健診などで難聴疑いとなった児はそれぞれの発達段階の違いに応じた精密検査が必要となる．はじめは正確な閾値を得ることよりも，補聴器などの療育が必要な両側の強い難聴があるかどうかをまず見極め，検査を繰り返すことによって，より正確な閾値を推定していくという姿勢が大切である．聴性反射，聴性反応では発達段階に応じた検査を選択し，OAE や ABR，ASSR，インピーダンスオージオメトリーなどの他覚検査を総合して診断する．生後 1〜2 歳頃までは髄鞘化の未熟性などの理由から聴力閾値が改善する可能性に留意する．

Key words 聴性行動反応聴力検査（behavioral observation audiometry；BOA），条件詮索反応聴力検査（conditioned orientation response audiometry；COR），耳音響放射（otoacoustic emission；OAE），聴性脳幹反応（auditory brainstem response；ABR），聴性定常反応（auditory steady-state response；ASSR）

はじめに

小児の先天性両側難聴の頻度は約 1,000 人に 1 人といわれているが，難聴が気づかれない場合，言語発達が遅れ，情緒や社会性の発達にも影響が生じる．

小児の難聴では，① 言語発達の時期を逃さないこと，② 本人も周りも気づきにくい軽度難聴や一側性難聴を見逃さない，③ 進行性難聴を見逃さない，④ 先天性難聴のうち，髄膜炎などの高リスクとなる内耳奇形や，外傷を契機に難聴が悪化する前庭水管拡大症などの症例を見逃さないことがポイントとなる．

① については，米国の乳児聴覚に関する連合委員会が 2000 年に，生後 1 ヶ月までにはスクリーニングを行い，生後 3 ヶ月までに精密診断を実施し，生後 6 ヶ月までに療育支援を開始するという，いわゆる 1-3-6 ルールを聴覚障害の早期発見・早期支援（early hearing detection and intervention；EHDI）のガイドラインとして定めた．実際難聴が疑われた際，個々の児の年齢や発達に適した聴力検査方法を複数組み合わせて，さらに時間をおいて複数回検査を施行することによって正しい聴力評価を得ることができる．

本邦での小児の聴力検査の実情

近年，新生児聴覚スクリーニングが全国的に行われるようになり，新生児期に難聴が発見される児が増加しているが，2019 年度の「新生児聴覚検査の実施状況等について」の調査結果では，出生児数に対する受検者数の割合は 90.8% にとどまり，全出生児への実施には至っていない．

本邦では母子保健事業における乳幼児健診事業の一環として，特にことばを話し始める 1 歳 6 ヶ月および就学前の 3 歳児健診で新生児スクリーニング検査を受けなかった子どもや新生児期以後に

---

* Shimada Dias Mari，〒 329-0498 栃木県下野市薬師寺 3311-1　自治医科大学耳鼻咽喉科，助教

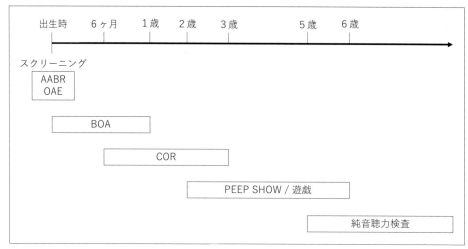

図 1．正常発達児の聴力検査適応の目安

難聴が生じた子どもの聞こえを確認することとしている．

　1歳6ヶ月健診では保護者に ① 聞こえの反応，② ことばの発達，③ その他の難聴に関する項目，④ 新生児聴覚スクリーニング，の各設問に答えてもらい，判定する[1]．3歳児健診では保護者に耳に関する質問票の記載，および絵シートによるささやき声検査（保護者による聴覚自己検査）をしてもらう．保護者による聞こえの自己検査の実施状況を調査すると，正しく自己検査が行われていた者は3歳児健診（受診者289児）で15%，1歳6ヶ月児健診（受診者309児）で22%であったとの報告があり[2]，検査方法が正しく理解されていないために難聴が見逃されてしまう児がいるという問題点がある．乳幼児期には正確な聴力の評価，特に軽度・中等度難聴の診断は困難な場合があり，さらに成長とともに難聴が進行する疾患や，中耳炎など後天的要因による難聴の症例などを診断するうえでも，耳鼻咽喉科医が子どもの難聴を正しく診断し，発見，適切な時期に治療につなげることが重要である．

小児の聴力検査

　純音聴力検査ができない児においては年齢や発達に応じて聴力検査の方法を選択する必要がある．難聴が疑われた場合，まず耳鼻咽喉科医による外耳道や鼓膜のチェックを行い，耳垢などがあれば検査前に除去しておく．鼓膜所見で明らかな急性中耳炎などを認める場合は治療し，軽快してから再検査を行う．また，乳幼児では興味が持続しないことが多いため，短時間で検査を切り上げられる工夫や，仕切り直しを考慮することも必要となる．

　小児の聴力検査では，はじめは正確な閾値を得ることよりも，補聴器などの療育が必要な両側の強い難聴があるかどうかをまず見極め，検査を繰り返すことによって，より正確な閾値を推定していくという姿勢が大切である（図1，表1）．

1．聴性行動反応聴力検査（behavioral observation audiometry；BOA）

　BOA は新生児期から1歳前後までが適用対象となる．音場にて様々な音刺激を患児の背後などから患児に気づかれないように提示し，それに対する原始反射やその後の発達過程に応じた聴性反応を聴性行動として観察することによって聴力閾値を評価する（表2）．刺激音にはワーブルトーン（震音）やあらかじめ周波数成分や音圧を測定した太鼓や鈴などの楽器音や音の出る玩具，日常生活音などを用いる．新生児期には聴性反応の閾値は60〜70 dB 程度であり，軽度〜中等度の難聴の検出は困難であることに留意が必要である．また，6ヶ月までは月齢による閾値の改善が予想されるため，閾値決定には慎重を要する[3]．

2．条件詮索反応聴力検査（conditioned orientation response audiometry；COR）

　COR は生後6ヶ月〜3歳頃までの乳幼児に適応

表 1. 他覚的聴覚検査とその特徴

検査名	刺激音	検査の特徴
TEOAE	クリック／トーンバースト	・外有毛細胞の機能 ・500～4000 Hz の聴力を反映 ・DPAOE に比し低音域を反映する ・聴力閾値の判定はできない
DPOAE	2つの純音	・外有毛細胞の機能 ・1000～6000 Hz の聴力を反映 ・周波数特異性がある ・1000 Hz 以下の低音域は評価できない ・聴力閾値の判定はできない
ABR	クリック	・長時間の安静が必要 ・2000～4000 Hz の高音域の聴力を反映 ・1～2 歳までは潜時の延長あり
ASSR	周波数特異性の高い振幅変調音あるいは周波数変調音	・生後 3 ヶ月以降からの適応を推奨 ・睡眠の深さによって 15 dB 程度は変動する
ティンパノメトリー	226 Hz	・外耳～中耳の抵抗を反映 ・9 ヶ月以下の乳幼児では信頼性が低い
耳小骨筋反射	120 dB までの音圧を使用	・軽度の伝音難聴でも鋭敏に反応欠如する ・正常閾値は 90 dB 程度で 2000 Hz で最大となる ・内耳性難聴では，Metz test で補充現象陽性となる 　(純音聴力閾値上 55 dB 以内の刺激で反射出現)

表 2. 聴性反応の発達

月齢	閾値(dBHL)	聴性反応
0～3 ヶ月	60～70	モロー反射，眼瞼反射，吸啜反射，呼吸反射
3～7 ヶ月	50～60	驚愕反応，傾聴反応，詮索反応，定位反応
7～9 ヶ月	40～50	詮索反応，定位反応
9～16 ヶ月	30～40	詮索反応，定位反応
16～24 ヶ月	20～30	定位反応

呼吸反射：呼吸のリズム変化がみられる
定位反応：左右の音源の方向へ目や顔をむける行動
（加我君孝：新生児・幼少児の難聴, p60. 診断と治療社，2014. より）

する検査で，音に対する詮索反応や定位反応を光刺激によって強化し，条件付けされた反応を観察して聴力閾値を測定するものである．条件付けが成立すれば検査精度は BOA よりも高い．左右に設置したスピーカーから，ワーブルトーンや純音を出し，同時または少し遅らせて同側の光源をもった人形などの玩具を光らせる．これを数回繰り返して音が聞こえると，点滅する光源のほうを子どもが振り向くよう条件付けを形成し，スピーカー出力音圧を減衰させて閾値を測定する．

3．ピープショウテスト，遊戯聴力検査
　（図 2，3）
　ピープショウテスト，遊戯聴力検査は，COR などの単純な検査では飽きてしまい集中力が続かな

くなる 3 歳以上の小児が適応となる．ピープショウテストでは，音が出ている間だけ，患児がスイッチを押すと報酬として覗き窓の中に玩具や映像がみられる装置を用いて視覚的条件付けを行い，聴覚閾値を測定する．遊戯聴力検査は標準純音聴力検査とおはじきなど玩具を動かす遊戯を組み合わせた検査で，3～6 歳頃の就学前の児がよい適応である．
　いずれの検査も，児の集中力を切らさないようスピーディーに，なおかつ一定しない反応を捉えるなど，検者にある程度の熟練が必要とされる．また，検査機器も高額であるため，一般的には総合病院や小児の耳科専門分野をもつ施設でしか検査が実施できない点が課題である．

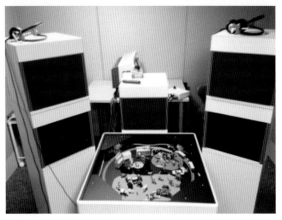

図 2. ピープショウテスト

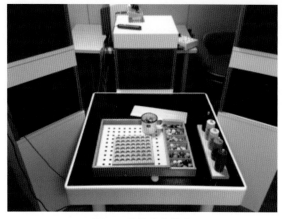

図 3. 遊戯聴力検査

4. 耳音響放射（誘発耳音響放射 transiently evoked otoacoustic emission；TEOAE, 歪成分耳音響放射 distortion product OAE；DPOAE）

　耳音響放射は外有毛細胞の活動により生じた基底板の振動が卵円窓から逆行性に外耳道に放射され，弱い音として検出されるものである．このうち，TEOAE と DPOAE が内耳機能（外有毛細胞の機能）を他覚的に捉える指標として臨床応用に多く用いられている．TEOAE ではクリックまたはトーンバーストを刺激音として用い，10 msec 前後の潜時をもつ音放射として検出される．通常，周波数特異性がなく 500〜4000 Hz の聴力を反映する．TEOAE が検出されれば 1000〜4000 Hz の聴力レベルは 30 dB 以下と考えられる．DPOAE は周波数の異なる 2 つの純音を同時に与え，検出された外耳道内音圧を周波数分析することにより得られる．1000〜6000 Hz の刺激音に対し周波数特異性のある反応が得られる．対応する周波数に 25 dB 以上の聴力障害があると DPOAE のレベルは小さくなるか消失する．DPOAE では 1000 Hz 以下の低音域の聴力については評価できない．簡便かつ左右別に難聴の評価ができるため，幼少児のみならず，思春期に多いとされる機能性難聴の診断にも大変有用である．ただし，OAE では聴力閾値の判定はできない．また，内耳機能のみを反映しているため，後迷路障害は除外できない．特に，auditory neuropathy は OAE が正常で ABR が無反応または異常となる病態で，

OAE のみでは見逃されるため注意が必要である．

5. 聴性脳幹反応（auditory brainstem response；ABR）

　イヤホンから音響刺激を与え，蝸牛神経から脳幹に至る聴覚路に生じる電位を頭皮上から記録したものである．音響刺激には主にクリックが用いられ，5〜10 dB のステップで刺激音圧を変化させることで閾値の推定を行う．微弱な反応なので，通常 500〜2,000 回反応波形を加算して，より明瞭な誘発反応を得る．ノイズを避けるために，新生児や乳幼児の場合は睡眠中および消化管運動が活発でない時間に検査を行う．クリック刺激では，2000〜4000 Hz の高音域の聴力を反映しており，低〜中音域の聴力の推定は困難である点に注意が必要である．Ⅰ波は蝸牛神経，Ⅱ波は蝸牛神経核，Ⅲ波は上オリーブ核，Ⅳ波は外側毛帯，Ⅴ波は下丘に起源するとされているが，閾値の判定にはもっとも再現性が高く，振幅も大きいⅤ波がよい指標となる．なお，新生児期には各波の潜時は延長しており，2 歳頃までにほぼ成人の波形と同等になる．また，低出生体重児や早産児などでは神経系の髄鞘化不全のため実際の聴覚閾値よりも高く出ることがあり，児の成長を待って再検査を行う必要がある．

　新生児スクリーニングでは，35 dB のクリック音を用い，自動判定の機能を備えた機器を用いて自動聴性脳幹反応（automated auditory brainstem response；AABR）が用いられる．ABR は検査に時間がかかるため，薬剤を投与して児を鎮静

させ，外部の音を遮断するために防音室の中で行う必要があるが，AABR では安静覚醒時または入眠中であれば数分〜10 分程度の短時間でイヤーカプラを用いてベッドサイドで行うことができ，判定も自動で出るという利点がある．

6．聴性定常反応(auditory steady-state response；ASSR)

高頻度の音刺激に対する誘発電位で各反応波形が干渉しあってサイン波状を呈したものである．音刺激には周波数特異性の高い振幅変調音あるいは周波数変調音を用いて周波数ごとの聴力を推定できる．ABR と同様に音刺激中の微弱な誘発反応(脳波)を記録，加算する．なお，生後 6 週までの新生児・乳児では，上オリーブ核より上位の髄鞘化が未熟であるため ASSR 反応が不良となることがあり，実際の聴覚閾値より高いことが報告されているため[4]，生後 3 ヶ月程度からの適応が推奨されている．また，ASSR は睡眠の深さによって 15 dB 程度は変動すると考えられている[5]ため，ある程度の幅をもって閾値を推定する必要がある．

7．インピーダンスオージオメトリー

インピーダンスオージオメトリーでは音のエネルギーが外耳，鼓膜，中耳へ伝達される際になんらかの抵抗(インピーダンス)を受けて伝わりにくくなる，その抵抗(音響インピーダンス)を測定する検査である．大きく分けて，ティンパノメトリーと耳小骨筋反射検査がある．短時間で施行可能であり，全自動式の機器も多く，侵襲も少なく，乳幼児でも測定可能な他覚的検査である．難聴が疑われた際には積極的に施行し，鑑別診断に活用すべきである．

1）ティンパノメトリー

外耳道を耳栓で密閉し，226 Hz の周波数で音刺激を与え，音圧を ＋200 daPa(デカパスカル)から −200 daPa まで変化させて反射された音響インピーダンスを測定する．ティンパノグラムの縦軸はコンプライアンス(mL)つまり容積で鼓膜の振れやすさを反映させており，横軸は音圧(daPa)である．徐々に減圧する過程で外耳道圧と中耳腔

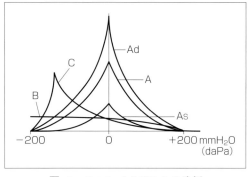

図 4．ティンパノグラムの分類
A 型：外耳道の圧が ±100 daPa 以内でピークがある
B 型：ピークがみられず平坦
C 型：ピークが −100 daPa 以下にみられる

圧が等しくなった時，鼓膜はもっとも動きやすくなりピークを形成する．A 型では正常および感音難聴，Ad 型では耳小骨連鎖離断や鼓膜の萎縮，As 型では耳硬化症やアブミ骨固着，B 型では滲出性中耳炎や癒着性中耳炎，C 型では耳管狭窄症や滲出性中耳炎など中耳腔が陰圧になっている病態が鑑別となる(図 4)．小児滲出性中耳炎の補助診断として，ティンパノメトリーは有用であるが，特に B 型では中耳貯留液の存在を示唆し，C 型では中耳腔の高度な陰圧と鼓膜の高度陥凹所見と関連があると報告されている[6]．なお，乳児は外耳道軟骨が柔らかいため，本邦で一般的に用いられている 226 Hz のティンパノメトリーでは正確に診断できないことが指摘されている[7]．特に，9 ヶ月以下の乳幼児では 1000 Hz ティンパノメトリーの信頼性が高い．そのため，乳児では正常であっても M 型などの異型のティンパノグラムとなることがある．

2）耳小骨筋反射検査

強大音が耳小骨から内耳を経て脳幹に伝わると，反射的に両側のアブミ骨筋の収縮が起きるもので，求心路は蝸牛→蝸牛神経→蝸牛神経核→(同側および対側)内側上オリーブ核→内側縦束・網様体→顔面神経核，遠心路は顔面神経核→顔面神経→アブミ骨筋である．一般的に顔面神経麻痺の部位診断や伝音難聴の診断に多用されているが，内耳性難聴や後迷路性難聴，機能性難聴の有無などの診断にも用いることができる．

聴力正常な成人において耳小骨筋反射閾値は約90 dB（70～110 dB）程度であり，対側刺激のほうが反射が出やすい．反射の振幅は 2000 Hz が最大で，4000 Hz で最小となる．特に，伝音難聴では 20 dB の軽度難聴であっても反射が出るためには 110 dB 程度の強い刺激が必要であり，ほとんどの症例では反射消失するため，鋭敏な指標となる．60 dB 以下の音圧では正常では反射は出ないが，内耳性の感音難聴では補充現象として小さい音圧でも反射が出る．純音聴力閾値上 55 dB 以内の刺激で反射が出る場合はリクルートメント現象（補充現象）陽性として内耳性難聴があると考えられる（Metz test）[8]．機能性難聴の場合，実際の聴力閾値より測定された聴覚閾値が高いため，聴力閾値と耳小骨筋反射閾値の差が狭くなり，見かけ上 Metz test 陽性となる．このため，ABR や OAE など他の他覚検査と総合して判断する．1 歳未満の乳幼児では反射の出現率が悪く，スクリーニングでは 100 dB 程度の刺激音を用いる．

文 献

1) 日本耳鼻咽喉科学会 福祉医療・乳幼児委員会：難聴を見逃さないために 1 歳 6 か月児健康診査 2015 年第 2 版.
   Summary 両側高度難聴および両側中等度難聴の発見が目標で，2 歳までに難聴を発見し，ことばの遅れを最小限にとどめることを目指す．検査・判定の方法の他，難聴を見逃さないためのポイントが述べられている.
2) 坂崎弘幸，佐藤公美，三根生 茜：1 歳 6 か月児および 3 歳児健康診査における聴覚スクリーニングの現状と問題点の検討. Audiol Jpn, **52**：188-194, 2009.
3) 加我君考，田中美郷：乳幼児の発達と聴性脳幹反応および聴性行動反応の変化. 脳と発達, **10**(4)：284-290, 1978
4) Rance G, Tomlin D：Maturation of auditory steady-state response in normal babies. Ear Hear, **27**：202-209, 2006.
   Summary 新生児期から乳幼児期にかけての ASSR レスポンスの発達をみるため，正期産の 20 人に対し，0, 2, 4, 6 週で 500 Hz と 4000 Hz で ASSR 評価を行った．0 週と 8 週の間で平均 10 dB の閾値低下を認めた．新生児期の ASSR 結果は未熟である可能性が示唆された.
5) 伊藤 吏：ASSR 反応閾値に対する睡眠ステージの影響. Audiol Jpn, **54**：407-408, 2011.
6) Onusko E：Tympanometry. Am Fam Physician, **70**(9)：1713-1720, 2004.
7) Alaerts J, Luts H, Wouters J：Evaluation of middle ear function in young children：Clinical Guidelines for the use of 226- and 1,000-Hz tympanometry. Otol Neurotol, **28**(6)：727-732, 2007.
8) Metz O：Threshold of reflex contractions of muscles of the middle ear and recruitment loudness. Arch Otolaryngol, **55**：536-543, 1952.

MB ENT, 271：15-20, 2022

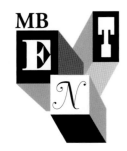

◆特集・子どもの難聴を見逃さない！

補聴器の適応と調整

小渕千絵*

Abstract 新生児聴覚スクリーニングにより難聴が早期に発見された後，療育開始において補聴器の調整と装用は重要である．補聴器は難聴の程度にかかわらずその効果は大きく，両耳での常用が必須となる．しかしながら，低年齢であるほど補聴器を安定して装用させることが難しく，保護者の心理的な状態も不安定なために積極的な補聴に至りにくいケースもみられる．このため，保護者へのカウンセリング的な対応と装用目的の理解促進，補聴器のメンテナンス方法や装用の工夫についての伝達を行いながら，常用に向けた指導を重ねることが必要である．補聴器の機種選択や調整技法については，小児であることを考慮した対応を理解することも重要といえる．難聴児の聴力推定や補聴器の装用といった聴覚管理は，言語・コミュニケーションの発達を促すための療育と連動させ，総合的な視点に立った難聴児支援が求められている．

Key words 補聴器(hearing aids)，調整(fitting)，幼児聴力検査(infant audiometry)，コミュニケーション指導(communication training)

小児難聴と補聴器

新生児聴覚スクリーニングの実施率は 2019 年度で 90.8%[1]であり，多くの難聴児は出生後早期に難聴が発見される．難聴児を対象とした 1-3-6 ゴールの考え方では，3 ヶ月までに精密聴力検査により難聴を診断し，6 ヶ月までに療育を開始すると考えられているが，最近では 1-2-3 ゴールの考え方もみられるようになり[2]，難聴の発見と療育の開始はより早期に移行して実現することが求められている．

難聴が発見されれば，コミュニケーションモードの選択を検討する必要がある．本人の聴取能や家族の希望，地域の療育環境などを考慮し，残聴を活用するか，あるいは手指法のような視覚的な言語を活用する方法を選択していくことになる．生後すぐの判断が難しい場合には，どちらの手法も選択できるようにまずは残聴を活用することを検討することとなるであろう．重度難聴で人工内

耳の手術を希望する場合にも，術前からの聴覚活用は，人工内耳装用後の聴取能にも影響しうる．補聴器の限界はありつつも，人工内耳とは異なり，すぐに開始できる補聴機器であり，その役割は大きい．このため，難聴児に対して補聴器を適切に選択・調整・装用指導を行うことは重要といえる．補聴により，コミュニケーションを基盤とした聴覚活用が高まり，音とことばの意味が結びつき，豊かな言語が習得できるようになる．難聴児にとっての補聴器装用を有意義なものとするためには，図1にみられるような装用過程，療育との関係を十分に理解し適切な支援を行うことが大切である．

補聴器の適応と装用時期

難聴程度にかかわらず，難聴児への補聴器適応は有用である．先に示したように，重度難聴で人工内耳を装用する場合にも術前の補聴器装用は，聴覚活用をすすめるうえで必要となる．また現在

---

* Obuchi Chie，〒 286-8686 千葉県成田市公津の杜 4-3 国際医療福祉大学成田保健医療学部，教授

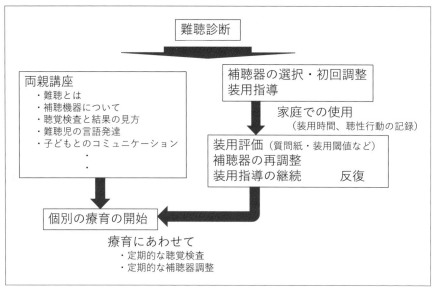

図 1. 難聴診断後の療育と補聴器装用過程

表 1. 補聴器の早期装用をすすめるうえでの留意事項

留意すべき事項	対 応
・聴力精査に関する問題 　（乳児期段階では，難聴の種類，程度，聴力型が明確にわかりにくい）	・他覚的聴力検査，自覚的聴力検査，行動観察など様々な情報を統合し，慎重に聴力推定をすすめる
・乳児の補聴器の安定性の問題 　（乳児の耳介の柔らかさ，耳自体の小ささなどから補聴器が外れやすい，落下しやすい）	・補聴器が落下しないようイヤモールドを微調整する，抱っこの仕方を工夫してハウリングが生じにくいようにする
・保護者の不安定な心理状態の問題 　（難聴診断から間もない時期は，保護者の心理的な混乱も大きく，配慮が必要である）	・保護者の心理的安定を優先し，カウンセリング的な対応をすすめる

では，身体障害者手帳を所有しない軽度・中等度難聴児に対しても補聴器の助成制度（軽度・中等度難聴児補聴器購入費等助成事業）があるため，補聴器の購入費の一部が支援され，以前よりも補聴器を利用しやすい社会状況であるといえる．

　装用時期については，難聴診断後の早い段階での装用が求められる．ただし，早期での補聴においては，留意すべき事項（表1）について十分に検討したうえで開始することが必要である．

　1つ目は，難聴程度に応じた対応である．精密聴力検査によって難聴診断が行われたとしても，乳児期早期の段階では難聴の種類や程度，聴力型が確定したとはいえない．聴性脳幹反応（ABR）や聴性定常反応（ASSR）などの他覚的聴力検査では，電極の接触抵抗やアーチファクトの影響を受けて実際の聴力と差がみられる場合もある．また，自覚的聴力検査である幼児聴力検査は小児の

聴性行動や自覚的な応答により閾値の判断が行われるため，実際の閾値ではなく音に気づいた音圧（最小反応閾値）となりやすい．その時々のコンディションによっても測定値は大きく変化しうるため，他覚的聴力検査，自覚的聴力検査，行動観察など様々な情報を統合して解釈することが必要である．重度難聴の場合には，これらを考慮しても聴性行動がみられず難聴が推定しやすいが，軽度・中等度難聴が疑われる場合には，装用の判断は慎重に行う必要がある．

　2つ目は，補聴器装用の安定性についてである．3ヶ月以前の乳児は定頸していないこと，寝ていることが多い，などの理由から補聴器を装用したまま抱っこをすると補聴器が保護者の腕や身体にあたってしまい，ハウリングの原因になりやすい．また，耳介自体も小さくて柔らかいため，イヤモールドは個々にあうものを作ったとしても外

れやすくなる．このため，低年齢ほど，補聴器の装用の安定自体が難しいこともあるため，イヤモールド自体の微調整や，どのような抱っこの仕方であればハウリングしにくいか，などの細かな工夫が必要となる．外れやすい，ハウリングしやすい，という点から，保護者の装用意欲が低下する場合もあるため，3ヶ月未満での装用の場合には特に丁寧な装用指導が求められる．

3つ目には，保護者の心理的な状態が補聴器の装用に関係する，という点である．新生児聴覚スクリーニングを受けた93%の保護者，そして難聴診断に至った80%の保護者では，結果を受け入れ難い，間違いであってほしい（否定的感情），ショックや絶望感で頭が真っ白になった，涙が止まらない（心理的反応），この先の育児をどうしていけばよいか（将来への不安）といった大きなストレス反応が報告されている[3]．外出の際に，他者からの視線に耐え切れず，ストレス状況もあわせて，補聴器の装用に積極的になれないという保護者もみられる．乳児期早期の支援においては，保護者の心理的な安定を第一に考え，丁寧なカウンセリングを続けながら，補聴器の重要性の理解を促し，安定した装用に結びつけることが大切である．

補聴器の選択と装用耳

難聴児に対して補聴器の機種を選択する場合，最近では小児用の耳かけ型補聴器を選択する場合が多い．場合によっては，耳かけ型を改造したベビー型を使用することもあるが，現在は小児用の補聴器が軽量化し，子どもの柔らかい耳にも対応しやすいことから，ベビー型の使用は少ないのが現状である．また，小児用の補聴器については，機器が小型で軽く，堅牢性が高く，電池が外れにくいなど，成人用とは異なる特徴がみられる．また，落下防止ストライプやハギーエイドなどを利用することで，落下や紛失を防ぐことができる．

装用耳については，聴力の左右耳差が大きい場合を除いて，小児では基本的に両耳装用が必要である．音声言語の発達を促進するうえでは，十分

な聴覚入力は聴覚イメージを育て，ことばとその意味を結びつけるうえで有効に働く．軽度・中等度であっても，同様に両耳に補聴器を装用し，積極的な聴覚学習につなげることは重要である．身体障害者手帳を所有する場合の補装具申請，軽度・中等度難聴児補聴器購入費等助成事業を利用した補装具申請，どちらの場合にも小児では両耳分の補聴器の助成が得られるようになっている．

補聴器の調整

小児の補聴器調整においてもっとも重要なことは，正しい聴力推定を行うことである．最近の各補聴器メーカーの調整ソフトにおいては，聴力を入力することによって自動調整が可能である．しかしながら，最初の聴力推定が誤っていると結果としての補聴器適合は大きく異なることとなるため，まずは正しい聴力推定ができるよう，結果の解釈を慎重に行う必要がある．そのうえで，各自にあわせた細かな調整を行っていく．

1．最大出力音圧レベルの設定

補聴器適合においては，「うるさくないレベルで最大のきこえが補償できること」は重要であり，補聴器の調整においてはもっとも初めに行うべき調整である．成人であれば，大きすぎる音に対して「うるさい」と自ら伝えることができるが，小児ではその意思表示が難しい場合が多い．補聴器からの出力が大きい場合にも外すことなく使用を続け，反対に声をできるだけ出さないことで大きな音の入力を避ける場合もあるため，対象児の聴力閾値にあわせて不快閾値の推定は重要となる．現在は，各補聴器メーカーのソフトで，年齢と聴力を入力すれば推定される不快閾値が設定されるため，それに基づいてまずは調整することとなる．初回の調整時には，目標値よりも抑え目に設定して，貸し出しを開始し，日常生活の様子を保護者に確認しながら，必要なダイナミックレンジが得られるように目標値まで段階的に変更していくことが必要である．

2．利得の設定

最大出力音圧レベルの設定が可能となったら，利得の設定を行うこととなる．利得は，どの程度音を大きくするか(増幅するか)を規定するものである．小児においては，成人と異なる実耳特性があることを考慮して利得を決定する必要がある．乳幼児の実耳測定は，裸耳利得が 7000 Hz あたりの高周波数帯域から徐々に低域へと移動し，3 歳頃には成人に近似した実耳測定となるとされている[4]．このような実耳特性には個人差がみられるため，個々に測定したうえで装用利得を確認し，補聴器の調整を行うことが必要である．

周波数ごとの増幅量をどのように決定するか，その処方式については様々な理論がみられる(NAL-NL，DSL，Berger など)．このような理論に基づいて調整を行うことを規定選択法という．一般的には，聴力の半分を利得とするハーフゲインが基本的な考え方となっているが，各周波数の利得を微調整する処方式はそれぞれの理論で異なってくる．現在では，補聴器メーカーごとに独自の理論に基づいた自動調整が可能であることから，調整ソフト内において処方式の詳細を確認することは少ない．小児においては年齢と聴力推定結果をもとに各補聴器メーカーで推奨する小児用の処方式から利得を確認し，目標利得よりも小さめの利得から装用を開始するとよい．そのうえで，補聴器を装用した状態での聴性行動，発声の変化，幼児聴力検査結果を確認し，徐々に目標利得にあわせるように微調整していくことが重要である．このため，乳児期早期の段階では，幼児聴力検査や療育にあわせて，微調整を繰り返す必要がある．

3．周波数特性の設定

補聴器の周波数特性の調整においては，対象児の聴力から決定することとなる．初回の調整においては規定選択法に基づくが，先に示したように，乳幼児の聴力検査結果は曖昧で確実性に乏しい結果も多い．他覚的聴力検査，自覚的聴力検査の結果と，様々な音の高さの楽器などを用いて周波数ごとの聴力と補聴器の特性を確認し，微調整が必要であろう．

4．その他の機能の設定

現在の補聴器については，ハウリング抑制機能，雑音制御機能，両耳間通信機能など様々な機能が付加されている．これらの機能については，程度の差はあるものの現在のデジタル補聴器のほとんどに付加されている．使用時に機能をどのように選択するのかについては，対象児の聴力や使用環境によっても変わってくるであろう．乳幼児の補聴器機能の使用状況を調査した研究によると[5]，補聴器調整を行う聴覚特別支援学校，難聴幼児通園施設を対象とした調査結果では，ボリュームの固定で 86%，雑音低減で 56%，指向性で 32% であったと報告されている．また，年齢区分で分析すると，ボリューム固定は 6 歳以上で減少し，雑音低減，指向性は年齢上昇とともに増加，ハウリング抑制機能では年齢間での有意な差がみられなかったとされている．すなわち，ハウリング抑制については，補聴器の装用で不可欠な機能であるため，装用早期から利用の必要性が出てくるが，乳幼児期前期などの低年齢児に対しては，周りの様々な環境音も重要な情報であることから入力を低減させることなく利用し，音の知覚や識別の助けとすることが重要であると共通して考えられているといえる．一方で，集団生活を行う幼児期後期段階においては，就学環境への適応に向けた対応のために[5]雑音低減や指向性の利用が増加してくると考えられており，同様な機能の利用が求められる．

補聴器の装用指導

初回の補聴器調整の後，家庭での適切な補聴器使用のために，保護者に対して装用指導を行うことが重要である．補聴器は朝起きてから寝るまで常用してこそ最大限の聴覚学習が可能となる．難聴が軽度である小児 38 人を対象とした先行研究[6]において，補聴器を常用する小児は，非装用の小児に比して語彙や文法能力で有意に得点が高いこ

とが報告されている．一方で，杉内[7]の調査によると，軽度・中等度難聴児88人の補聴器使用時間をまとめたところ，5時間以上～常用例は，軽度難聴児で56%，中等度難聴児で94%であったと報告されている．すなわち，難聴が軽度であるほど常用率は低く，子どもによっては装用しない例もみられるが，結果として言語発達の遅れにつながる可能性もあるため，丁寧な装用指導が必要といえる．

補聴器の装用を促すうえでは，次の3つの視点で装用指導を行うことが必要である．

1つ目は，補聴器装用の目的の理解であり，装用に対する動機づけを高めるために必要となる．補聴器装用は音声言語を知覚し，言語発達を促進するためには必須であること，1日中の装用（常用）によってこそ，聴覚学習が可能となることの説明を行うことである．装用の目的が曖昧なままでは動機づけを高めることができず，補聴器の常用に至りにくい．装用初期においては繰り返し説明を行い，理解を深めることが必要である．

2つ目は補聴器のメンテナンス方法についてであり，補聴器の構造や機能など，乳児期早期に行う両親講座や赤ちゃん講座などで補聴器に関する情報を伝え，知識を深めてもらうことである．電池の交換の仕方，外した後の管理方法，汚れや水滴の除去方法，などを詳しく理解してもらい家庭において実践できるようにする．

3つ目は実際の装用方法である．朝起きて補聴器を装用する前には，必ず保護者が補聴器の出力を確認することが大切である．補聴器からの音に何かしらの異常がないか，実際の音を聞いて確認し，そのうえで子どもの耳に装着するようにする．装用初期には，うまく補聴器を装着できない，装着に時間を要す，装着しても子どもがすぐに外してしまう，など，装用に関する悩みは多くみられる．装用したら楽しい遊びを行って注意をそらし，自然に耳の一部となるよう常用まで装用指導を継続することが必要である．

以上の事柄について十分に理解し，装用指導に

反映させていくことが重要となる．最近では，補聴器装用時の環境，装用時間などを記録するデータロギング機能が内蔵されているため，この機能を使用して装用状況の確認が可能である．Walkerら[8]の報告では，保護者が推定している補聴器の装用時間よりも，データロギング機能を使って実際の装用時間を確認した結果では1時間程度短い傾向があり，保護者は装用時間に関して過大評価をしていることを報告した．また，装用しているようで，電源が切れていた，イヤモールドが適切に装着されていなかった，という事例もみられるためデータロギング機能で客観的に確認することは装用状況を把握するうえでは重要といえる．

聴覚管理と療育

乳幼児期の早期には，定期的な聴覚検査やそれにあわせた補聴器の微調整が不可欠である．これらの聴覚管理とともに，聴覚学習，言語コミュニケーションの発達の促進を目指した療育を行い，難聴児に対する総合的な支援をすすめることが重要といえる．

補聴器調整の適切さについては，聴覚検査や質問紙を用いた客観的な評価方法と，家庭や個別指導場面でのコミュニケーションの観察という2つの側面からの評価により，適宜微調整を行う．前者については，装用閾値を測定し会話スペクトル内で聴取できているか，または様々な聴覚発達に関する質問紙（乳児における聴覚領域の発達，IT-MAIS（前言語期の小児を対象として聴覚活用度を評価する質問紙），MAIS（幼児を対象として聴覚活用度を評価する質問紙）など）を活用し，補聴器装用後からの聴覚発達の程度を確認する．補聴器を常用することで，中等度例でも重度例であっても装用後1週目頃から発声量が増大し，装用期間が長くなると発声が多様に変化するとされ[9]，聴覚発達を客観的に捉え，支援することが必要である．また，家庭や個別指導での遊びの様子から聴覚を活用して，言語・コミュニケーションの発

達がみられるかどうかを観察することは，補聴器の効果を確認することにもつながるといえる．すなわち，聴覚管理と療育は切り離されるものではなく，相互に連動しながら進めていくものであり，両者を施設で役割分担する場合には綿密な連携が必要である．

おわりに

難聴児に対する補聴器調整については，成人とは異なり，言語・コミュニケーションを促進するうえで重要な内容となりうる．言語・コミュニケーションの発達が伸び悩む場合には，聴力推定や補聴器調整が適切であるかをまずは問い，そこに問題がないと考えられれば，コミュニケーションモードやかかわり方の点での問題を検討する．また，適切な補聴器調整であっても，難聴児の言語・コミュニケーションが自然に発達するわけではなく，適切な療育があってこそ，補聴の効果が最大限にみられるようになる．小児に対しては，このように聴覚，言語，コミュニケーションを相互的に捉えながら，補聴器の調整を含めた総合的な支援を行うことが重要である．

文　献

1) 厚生労働省：令和元年度「新生児聴覚検査の実施状況等について」の調査結果．2021．https://www.mhlw.go.jp/stf/newpage_17311.html
2) Grey B, Deutchki EK, Lund EA, et al：Impact of meeting early hearing detection and intervention benchmarks on spoken language. Journal of Early Intervention, 2021. https://doi.org/10.1177/10538151211025210
3) 小渕千絵：第6章聴覚障害児における心理臨床的問題．難聴者の心理学的問題を考える会（編）：148-167，難聴者と中途失聴者の心理学．かもがわ出版，2020．
   Summary 難聴児の成長過程で生じる心理的課題と対応方法をライフステージにあわせてまとめている．
4) 大沼直紀：実耳測定によるフィッティングと評価．神崎　仁・小寺一興（編）：90-98，図説耳鼻咽喉科 NEW APPROACH 補聴器の選択と評価．メジカルビュー，2001．
5) 中市真理子，廣田栄子，綿貫敬介ほか：乳幼児期の難聴児における補聴器機能と装用状況に関する検討．Audiol Jpn, 57：209-215, 2014.
6) Walker EA, Holte L, McCreery RW, et al：The influence of hearing aid use on outcomes of children with mild hearing loss. J Speech Lang Hear Res, 58：1611-1625, 2015.
   Summary 5〜7歳の軽度難聴児を常用群，部分装用群，非装用群に分けて語彙や文法力を比較したところ，常用群で言語発達は非装用群に比して良好であった．
7) 杉内智子：聴覚に関わる社会医学的諸問題「障害者総合支援法に該当しない難聴児を取り巻く諸問題と取り組み」．Audiol Jpn, 56：725-734, 2013.
8) Walker EA, McCreery RW, Spratford M, et al：Trends and predictors of longitudinal hearing aid use for children who are hard of hearing. Ear Hearing, 36：38S-47S, 2015.
   Summary 290人の軽度〜重度難聴児の補聴器の使用時間を調べたところ，大多数は経過とともに使用時間が増大したが，保護者の報告時間とは1時間程度差がみられた．
9) 廣田栄子：難聴幼小児への補聴器のフィッティングと評価．神崎　仁・小寺一興（編）：112-121，図説耳鼻咽喉科 NEW APPROACH 補聴器の選択と評価．メジカルビュー，2001．

MB ENT, 271：21-25, 2022

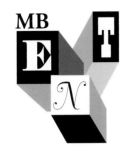

◆特集・子どもの難聴を見逃さない！

人工内耳の適応と療育

南　修司郎*

Abstract　先天性難聴児に対する人工内耳手術は，世界的にも本邦においても，低年齢化の傾向にある．新生児聴覚スクリーニングの導入により早期に難聴の診断が可能になったことと，早期に人工内耳を行うことが音声言語獲得により良い成績をもたらすエビデンスが確立してきたからである．かつて 2 歳以上だった本邦の小児人工内耳適応基準は，2014 年に「適応年齢は原則 1 歳以上（体重 8 kg 以上）とする」となった．人工内耳手術前からの療育も重要であり，「小児人工内耳前後の療育ガイドライン（2021 年版）」が作成された．CQ Ⅲ-1「人工内耳適応決定の適切な時期はいつか」では，"重度難聴児が良好な音声言語を獲得するために，1 歳までに CI 適応の検討を行うことを推奨する" と記載された．本稿では，① 小児人工内耳の適応と，② 音声言語獲得に世界的なエビデンスのある AVT（Auditory Verbal Therapy）について解説する．

Key words　人工内耳（cochlear implant；CI），オーディトリーバーバルセラピー（Auditory Verbal Therapy），音声言語（speech language），療育ガイドライン（guidelines for habilitation），聴覚活用療育法（habilitation of hearing and speech）

人工内耳の適応

1．手術年齢

　日本では，1998 年に子どもに対して人工内耳が保険適用となり，日本耳鼻咽喉科学会は適応基準を「2 歳以上，両側 100 dB 以上」とした．2000 年から新生児聴覚スクリーニングが導入され始め，先天性難聴の早期発見・早期療育が可能となったことと，早期に人工内耳を行うことが音声言語獲得により良い成績をもたらすエビデンスが確立してきたため，2006 年に子どもの適応基準が「1 歳6 ヶ月以上，両側 90 dB 以上」に改訂され，2014 年には「原則 1 歳以上（体重 8 kg 以上），両側 90 dB 以上」に改訂された[1]．1 歳未満の人工内耳手術の有効性を示す報告として，Dettman ら[2]，Hoff ら[3]，Leigh ら[4]の報告のように観察研究から得られる非常に一貫したエビデンスの存在があり，「小児人工内耳前後の療育ガイドライン（2021

年版）」の CQ Ⅲ-1「人工内耳適応決定の適切な時期はいつか」では，"重度難聴児が良好な音声言語を獲得するために，1 歳までに CI 適応の検討を行うことを推奨する"（強い推奨，エビデンスの質B）と記載された[5]．良好な音声言語を獲得する方法として，より早期の人工内耳手術が世界的に期待されている一方で，次に述べる 0 歳児の適切な聴力検査も求められている．人工内耳手術の判断は，聴力レベル診断力と補聴器適合力によると考えている．

2．聴力レベル

　小児人工内耳適応基準（2014）では，"裸耳の聴力検査で平均聴力レベルが 90 dB 以上" と記載されている[1]．我々が，就学前年年長児を対象に行った検討で，人工内耳装用児は，裸耳聴力レベル 90 dB 以上の補聴器装用児と比べて有意に語音明瞭度が良好であり，裸耳聴力レベル 70〜90 dBの補聴器装用児とは有意差は認めなかった[6]．こ

---

* Minami Shujiro, 〒 152-8902 東京都目黒区東が丘 2-5-1　国立病院機構東京医療センター耳鼻咽喉科, 医長

のことからも，裸耳聴力レベル90 dB以上は適切な適応基準であると考えられる．乳児期の聴性行動反応を観察する自覚的聴力検査閾値と他覚的聴力検査閾値の乖離は以前から指摘されており[7]，0歳児の聴力レベルの確定診断は簡単ではない．「小児人工内耳前後の療育ガイドライン（2021年版）」のCQ I -2「難聴確定診断のための適切な精密聴力検査法は何か」では，"生後3ヶ月以内（早産児では修正月例）に他覚的聴力検査を用いて左右耳別，周波数別閾値を測定し，自覚的聴覚検査と整合性を確認（cross-check）する"と記載された[5]．生後6ヶ月未満では一般的に聴性行動反応聴力検査（behavioral observation；BO）が行われているが，提示音へ反応を示さなかった場合に難聴があるとは断言できないため，診断目的ではなく他覚的聴力検査後のcross-check目的での使用にとどめる．6〜24ヶ月では条件詮索反射聴力検査（conditioned orientation response audiometry；COR）を含むvisual reinforcement audiometry（VRA）が標準検査とされており，遊戯聴力検査（conditioned play audiometry；CPA）や標準純音聴力検査（pure tone audiometry；PTA）との相関も証明されている．一度VRAの条件付けが成立すれば，閾値は刺激の種類に影響を受けず，イヤホンやヘッドホンを用いた左右耳別の気導検査も，骨導閾値の検査も可能である．発達の程度にもよるが，条件付けは生後5ヶ月以降に形成され出すことから，生後4〜5ヶ月から左右耳別のVRAを開始すべきとしている[8]．

3．補聴効果

小児人工内耳適応基準（2014）では，"最適な補聴器装用を行なった上で，装用下の平均聴力レベルが45 dBよりも改善しない場合"と記載されている[1]が，この45 dB HLというのはいわゆるスピーチバナナの半分程度がカバーされる範囲である．我々の就学前年年長児を対象に行った検討では，装用聴力レベル40 dB以上の補聴器装用児は，人工内耳装用児よりも語音明瞭度が有意に悪く，良好な音声言語の発達のためには，補聴器装

用聴力レベル40 dB未満を目指す必要があると思われる[6]．すべての音素をソフトな音声で聴き取るため，「speech string bean」と呼ばれるレベルを目指すべきとする考えもある[9]．聴力レベルの確定診断が難しい場合，適切な補聴器適合も簡単ではないが，それを理由に補聴器装用を遅らせるべきではない．American Academy of Audiology（AAA）のガイドラインでは，低周波（500 Hzなど）および高周波（2000 Hzなど）で少なくとも2つの周波数についての閾値の推定値を取得できれば補聴器の選択・調整のプロセスが開始できるとしている[10]．まず，他覚的検査を主とした最低限の聴力アセスメントに基づいて補聴器装用を開始したうえで，その後も繰り返し行動評価・自覚的検査による閾値測定を行いながら，正確な聴力の把握と補聴器調整を並行して実施することが推奨される．また，AAAのガイドラインでは，補聴器調整の基本的な考え方を下記のように示している[10]．① 不要な音の歪みを避ける．② 補聴器の周波数特性は，聴力型に合わせた曲線とする．③ 利得の設定は，大きい入力レベル時に不快感を避け，かつ小さい入力レベル時の可聴性が十分に確保されるように，適切な圧縮比でノンリニア増幅の設定を行う．④ 最大出力音圧レベルの設定は，音の歪みを最小限に抑えながらも，大きな音への曝露を回避できるように，適切に出力制限を行う．

人工内耳の療育

1．適切な療育開始時期

先天性難聴児の良好な言語発達には早期診断・早期介入が重要であり，米国のEarly Hearing Detection and Intervention（EHDI）プログラムでは生後1ヶ月までに新生児聴覚スクリーニング，3ヶ月までに難聴確定診断，6ヶ月までに適切な早期介入を実施する「1-3-6ゴール」の提言がなされ，現在，この指針は多くの国で推奨されている．2019年版のEHDIプログラムは「1-3-6ゴール」を主体として推奨しながらも，新たに「1-2-3ゴール」への前倒しについても言及しており，診断後

速やかに，生後3ヶ月から遅くとも生後6ヶ月までに介入を開始するよう説明している[11]．「小児人工内耳前後の療育ガイドライン（2021年版）」のCQⅢ-3「適切な療育開始時期はいつか」では，"難聴確定診断後，なるべく早期（生後3ヶ月まで，遅くとも生後6ヶ月まで）に療育を開始する"（強い推奨，エビデンスの質B）と記載された[5]．早期介入プログラムはfamily-centered principle（家族中心の原則）をベースとし，それぞれの家族の価値観・文化が尊重される．国際的提言であるFamily-Centered Early Intervention（FCEI）Internationalでは早期介入プログラムについて，10の原則を提言している（表1）[12]．CQⅣ-1「聴覚活用療育法と視覚を活用する療育方法（視覚活用療育法）とどちらが音声言語獲得により有効か」では，"人工内耳装用後の音声言語獲得のためには聴覚活用療育法が優れる"（強い推奨，エビデンスの質B）と記載されている．音声言語獲得のために世界的には次に述べるAuditory Verbal therapy（AVT）が行われている．

2. オーディトリーバーバルセラピー（Auditory Verbal Therapy；AVT）

　AVTの基本原則10ヶ条（表2）にあるように，AVT療育者は難聴児が良好な音声言語を獲得できるように親を指導する．親子間対話が言語発達にもっとも効果的になるのは，① 親子が同じもの，あるいは同じ体験についてやり取りする時，② 日常のルーチンや頻繁にすること，絵本読みなど，流れがわかっている・予測できることから学びやすい状況，③ 親と子が，順番にやり取りをする時，である[13]．AVTを行ううえで，「聞こえ」を担保することが必要条件であり，補聴器や人工内耳により最適な補聴によって音声すべて聞こえていることで，子どもたちは，聞こえに気づき，聴くこと・話すことを学び，対話における主体となる．AVTはAGベルアカデミー（The AG Bell Academy for Listening and Spoken Language）が認定する認定（Auditory-Verbal Therapist；AVTist）によって行われるが，日本にはまだ認定AVTistは存在せず，喫緊の課題だと思っている．AVTでは，聴くことを通して生きた音声言語を学べるように，これまでの蓄積をもとに考え抜かれたコツ（AVT Tips）がある[14]．AVT Tipsは次の6つの目的に分けられる．① 聞こえの環境づくり，② 聞こえに注意を向ける，③ 人の話すことばに注意を向ける，④ ことばの操作を学ぶ，⑤ 発話と認知を促す，⑥ 自ら学べるようになる．AVT Tipsを，いくつか紹介する．

表1. 聴覚障害児のための家族を中心とする早期介入（FCEI）の10原則

1. 早期に，タイミングよく，公平に，支援につなげる
2. 家族と支援チームのバランスのとれた連携
3. 十分な情報提供とそれに基づく家族の選択，意思決定
4. 家族への社会的および精神的サポート
5. 家庭内での親と乳幼児の対話
6. 補聴機器や支援機器手法等を用いる
7. 専門性の高い療育者
8. 多職種連携チーム支援
9. 進捗状況のモニタリング
10. プログラムのモニタリング

表2. オーディトリーバーバルセラピー（AVT）基本原則10ヶ条

1. できるだけ早期の難聴診断，そして間を置かない早期補聴と早期AVT療育を！
2. 診断後ただちに適切かつ最先端の補聴技術を用い，聴覚刺激の恩恵を可能な限り受けられるよう促す
3. まず聞こえを通して音声言語に触れる習慣をつけるよう親を指導する
4. AVT療育を子とともに主体的・継続的に受けることで，ことばを聴く・話す力の育み方を身につけるよう親を指導する
5. 日常のあらゆる機会に聞こえを通して音声言語を学べる環境を整備するよう親を指導する
6. 毎日の生活の中で，子が何をする時も聴くこと・話すことが自然にできているように親を指導する
7. 聴く・話す・理解する・認知する・会話する力の自然の段階に沿った成長を助けるよう，親を指導する
8. 自分の声を聴いて自己修正できるように親が促してあげられるよう指導する
9. 常に評価を行い，個別のAVT療育計画に反映させ，進捗状況をモニターし，計画の有効性をファミリーのニーズに照らして再検証していく
10. 最幼少期から必要な支援を受けつつ健聴児と同じ学習環境で学ぶことを推奨する

＜Tips 1. 音の気づきを誘おう＞

方　法：子どもの注意をその音に向けさせる．大人は，「聞こえた！」と笑顔で子どもをみて，耳に手をやるジェスチャーを使用する．音がなくなった場合にも「ないね」「聞こえない」ということを表情とジェスチャーで示す．子どもが反応するかどうかを試したり，確かめるのではなく，反応を育てる気持ちで行う．色々な環境音に気づかせ，音源の近くに連れて行き，何の音か見せて体験させる．

目　的：音と意味が結び付き，その音が子どもの生活に意味のある刺激になると，安定した気づきが得られるようになる．

＜Tips 2. 聞こえを確認しよう＞

方　法：大人は，子どもの横に座り，音の気づきを誘う．リング6音：あ／い／う／す／し／む（ん）について，一つずつ通常の声で聴かせ，子どもの反応を確認する．子どもが反応したら，「聞こえたね」と笑顔で返す．年齢が高いあるいは反応が上手な子どもには，リピートを誘う．

目　的：毎日行うことで，補聴器・人工内耳が正常に機能しているか，聞こえが変化していないか，母音や子音の聞き分けができるかなどが確認できる．

＜Tips 3. 代わりにことばにしてあげよう＞

方　法：子どもが見ているもの・していることに反応する．一人で色々なことができるようになった幼児の場合，行動をことばにする．お話の中に出てくる行為や登場人物の気持ちをことばにする．

目　的：代わりにことばにしてあげることで，子どもは様々な概念に触れ，気づきも増える．自分の想いや気持ち，ことばが伝わっているのを理解する．

＜Tips 4. 聴覚サンドイッチ＞

方　法：大人は，子どもに，音の気づきを誘う．まず音声だけで伝え，その反応を待つ．もし，子どもに意味が伝わってないようであれば，見せたり，ジェスチャーをしたりしながら，音声を繰り返す．最後により明瞭な発音を聴かせたり，他の情報を追加してことばに意味を加えたりする．

目　的：新しいことばを覚えるときに，音声と意味を繋げることに役立つ．

＜Tips 5. 最後まで言ってしまわず，お子さんに「助け舟」を出してもらおう＞

方　法：「最後まで言ってしまわずに」とは，大人が歌または文の途中で，子どもが音声で応答をするように促すために話すのをわざと止めることである．そして，子どもを期待してみて，子どもからの「助け舟」を出してもらう．おなじみの童謡や歌は，十分な回数を聞くことにより，子どもは上手に「助け舟」を出すことができる．

目　的：子どもの，文脈情報を使用する，空白を埋める，より多くの情報を取得する，または情報を明確にする，といった能力を向上させるのに役立つ．

＜Tips 6. からだの動きとことばをシンクさせよう＞

方　法：「大きいね！」と言いながら両手に手を添えて広げるように動かしてあげたり，電車ごっこでは「ガタン…ゴトン…」から「ガタンゴトンガタンゴトンガタンゴトン…」へとスピードをあげて電車の速度アップを表現するなど，身体感覚たっぷりのことばがけを行う．絵本や物語を読む時にも，登場人物になりきって，体を動かしながら読み聞かせる．

目　的：子どもはことばを身体で覚える．身体感覚たっぷりのことばがけは，耳だけでなく五感でことばを学ぶことにもつながる．

　AVT Tips を駆使することにより，明確な目的をもち，引き出したい反応を常に念頭に置いて対話することができる．声援隊のシュタイガー知茶子氏と，千葉市療育センターやまびこルームの鈴木美華言語聴覚士との共同で，AVT Tips 動画プロジェクトを行っている．難聴児親子にもご協力をいただき，AVT Tips を動画付きで紹介している．AVT Tips の実践動画を見ることにより，よ

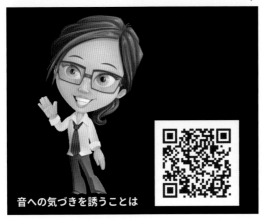

図 1. AVT Tips 動画
AVT Tips 動画では, アヴィ子先生が, Tips について解説をしてくれる. QR コードは AVT Tips の解説サイトにリンクする

り理解が深まると考えている(図 1).

文 献

1) 日本耳鼻咽喉科学会：小児人工内耳適応基準 (2014). 日耳鼻会報, **117**：248-249, 2014.
2) Dettman SJ, Dowell RC, Choo D, et al：Long-term Communication Outcomes for Children Receiving Cochlear Implants Younger Than 12 Months：A Multicenter Study. Otol Neurotol, **37**：e82-e95, 2016.
3) Hoff S, Ryan M, Thomas D, et al：Safety and Effectiveness of Cochlear Implantation of Young Children, Including Those With Complicating Conditions. Otol Neurotol, **40**：454-463, 2019.
4) Leigh JR, Dettman SJ, Dowell RC：Evidence-based guidelines for recommending cochlear implantation for young children：Audiological criteria and optimizing age at implantation. Int J Audiol, **55** Suppl 2：S9-S18, 2016.
5) 高度・重度難聴幼少児療育ガイドライン作成委員会(編)：小児人工内耳前後の療育ガイドライン 2021 年版. 金原出版, 2021.
   Summary 難聴児の早期診断, 療育について 15 のクリニカルクエスチョンと 15 の解説が記載されている.

6) Minami S, Ijuin R, Nishiyama Y, et al：Assessment of speech perception in deaf or hard of hearing children who received auditory-verbal therapy with hearing aids or cochlear implants. Int J Pediatr Otorhinolaryngol, **146**：110739, 2021.
7) 加我君孝：乳幼児・小児の発達と難聴. 金原出版, 1998.
8) Widen JE, Johnson JL, White KR, et al：A multisite study to examine the efficacy of the otoacoustic emission/automated auditory brainstem response newborn hearing screening protocol：results of visual reinforcement audiometry. Am J Audiol, **14**：S200-S216, 2005.
9) Norrix LW：Hearing Thresholds, Minimum Response Levels, and Cross-Check Measures in Pediatric Audiology. Am J Audiol, **24**：137-144, 2015.
10) Audiology AAo：Clinical Guidance Document；Assessment of Hearing in Infants and Young Children 2020.
11) Hearing TJCoI：Year 2019 Position Statement：Principles and Guidelines for Early Hearing Detection and Intervention Programs. J Early Hear Detect Interv, **4**：1-44, 2019.
12) Moeller MP, Carr G, Seaver L, et al：Best practices in family-centered early intervention for children who are deaf or hard of hearing：an international consensus statement. J Deaf Stud Deaf Educ, **18**：429-445, 2013.
   Summary 家族を中心とした早期介入の 10 項目の基本原則, 関連プログラムの内容, 介入者の責務, 介入方法の有効性が明文化されている.
13) Estabrooks W, Morrison HM, MacIver-Lux K：AUDITORY-VERBAL THERAPY. Plural Pub Inc. 2020.
14) Rhoades EA, Estabrooks E, Lim SR, et al：Strategies for listening, talking, and thinking in auditory-verbal therapy. Plural Pub Inc, 2016.
   Summary オーディトリーバーバルセラピー (AVT)の Tips(コツ)について記載されている.

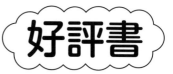

MB ENT, 271 : 27-32, 2022

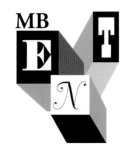

◆特集・子どもの難聴を見逃さない！

サイトメガロウイルス感染症

吉田晴郎*

Abstract 先天性 CMV 感染症（CCMVI）は，出生時に 23%，遅発性に約 10% が精神運動発達遅滞や難聴などの恒久的な障害を生じ，妊婦の抗体保有率低下により今後増加してくる可能性がある．

CCMVI では，難聴の診断より先天性感染の診断を急ぐ必要があり，聴覚検査機関の予約や確定診断を待っていると容易に時間が過ぎてしまう．新生児聴覚スクリーニング要精査であれば，難聴の確定診断を待たずに生後 21 日以内の尿検査を行うことで診断でき，抗ウイルス療法により予後を改善し得る．

難聴は，CCMVI の早期診断に寄与し得るため非常に重要な症状といえるが，難聴のタイプは非常に多彩で難聴のみが自覚症状のこともあるため，原因不明の小児難聴に対して CCMVI を疑うことが何より重要である．産科や小児科と連携し，1 日でも早く紹介あるいは尿検査を行ってもらう体制づくりや，本疾患の予防・啓発をすすめることも大切といえる．

Key words サイトメガロウイルス（cytomegalovirus），先天性難聴（congenital hearing loss），進行性難聴（progressive hearing loss），新生児聴覚スクリーニング（newborn hearing screening），抗ウイルス療法（antiviral therapy），トーチ症候群（TORCH infection）

はじめに

サイトメガロウイルス（CMV）はベータヘルペスに分類され，正式名称はヒトヘルペスウイルス 5（HHV-5）である．先天性難聴児の良好な言語発達には早期診断・介入が重要であり，米国の Early Hearing Detection and Intervention（EHDI）プログラムでは生後 2〜3 ヶ月以内[1]，英国の Newborn Hearing Screening Programme（NHSP）では生後 8 週以内[2]での診断が推奨されている．新生児聴覚スクリーニング（NHS）で refer であれば，本邦では 1-3-6 ルール（生後 1 ヶ月までにスクリーニング，3 ヶ月までに精査，6 ヶ月までに補聴器（HA）装用開始）に従って対処を行うが，CMV では難聴の診断より先天性 CMV 感染症の診断を急がなければならず，生後 21 日以内

の尿検査を行う必要がある．先天性 CMV 感染症を見逃さないためにも，NHS refer 児への尿検査をこのルールに組み込むことも重要ではないかと考える．

CMV 感染症の現状

CMV は，母乳（最多）や分娩での母子感染，子ども同士の水平感染により幼少期に感染することが多く，健康な子どもの後天性感染は不顕性で問題にはなりにくい．しかしながら，本邦での妊婦の CMV-IgG 抗体保有率は 70% 以下になってきており，欧米先進国のレベル（同保有率は 30〜60%）に近づいている[3]．この約 30% いる感染しないままの女性の 1〜4% が妊娠中に初感染し，その 30〜50% の確率で CMV の胎内感染が生じる（先天性 CMV 感染症）．また，既感染の妊婦であっても

* Yoshida Haruo, 〒 852-8101 長崎県長崎市坂本 1-7-1 長崎大学大学院医歯薬学総合研究科展開医療科学講座耳鼻咽喉・頭頸部外科学分野，准教授

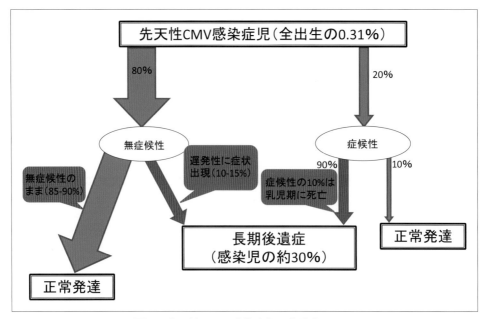

図 1. 先天性 CMV 感染症児の後遺症リスク
先天性 CMV 感染児の約 30% に難聴や精神発達遅滞などの長期後遺症がみられる.
無症候性でも 10〜15% に遅発性の症状が出現してくることにも注意が必要である

（文献 3 より引用改変）

0.2〜2% の確率で再感染や再活性化することでも胎内感染は生じる[4].

胎内感染して生まれる子どもは全出生の0.31%（国内では年間 3,000 人超）と推定され，そのうち出生時に 23%，遅発性に約 10% が何らかの症状を有することになる（図 1）．この頻度（全出生の 1,000 人に 1 人が CMV による後遺症あり）はダウン症候群に準じる規模であり，妊婦の抗体保有率の低下傾向から今後さらに増えてくる可能性がある．しかし，症状を有する先天性 CMV 感染症児の 95% 近くがかつては診断されていなかったように[5]，確定診断は容易ではない．その理由として ① 典型例や重症例以外は疑われていないこと，② 血液からの CMV-IgM 検査では偽陰性が半分もあったこと，③ 確定診断には生後 3 週以内の検体が必要なことが挙げられる[6].

CMV による難聴の特徴

先天性 CMV 感染症では，8〜65% に難聴が生じる[7〜10]が，遅発性の発症や変動を示す症例もあるなど多彩な難聴を示し，進行性で気づかれない症例や，重複障害を伴い自身で難聴を訴えることができない症例も少なくない．難聴は，両側性が多

いが一側性もあり，程度も軽度〜重度難聴まで幅広く，NHS pass にもかかわらず徐々に難聴が出現し，HA や人工内耳（CI）を必要とするレベルに進行することもある．我々が報告した先天性 CMV 感染症 16 人の CI 症例でも，NHS pass で高度難聴まで進行した症例が 2 人（12.5%），難聴診断後の幼少期に難聴が進行した症例が 3 人（18.8%）認められた[11]．このように，「一側性だから」「軽度難聴だから」，あるいは「現在難聴がないから」といっても否定できないのが先天性 CMV 感染症であり，原因不明の難聴があれば鑑別診断として疑うことが何よりも重要である．

CMV の診断

1. 診断時期

生後 21 日以降の検体では後天性感染と判別できなくなるため，もっとも重要なことは「生後 21 日以内に尿」を調べることである．出生直後から，母乳や産道分泌液などにより後天性感染は生じるが，後天性では生後 21 日以内にウイルスを排泄することはないため（通常生後 6 週くらいから排泄するようになる），この時期に限って先天性感染との鑑別を行うことができる．しかし，NHS

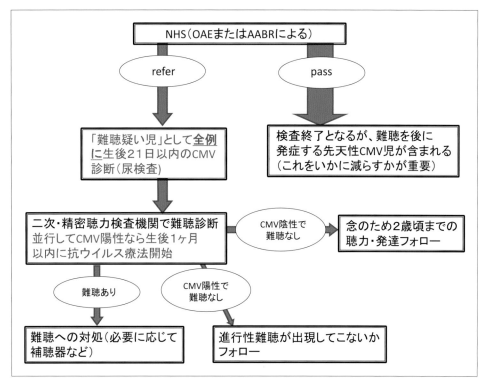

図 2. 先天性 CMV 感染症の鑑別を取り入れた NHS 後の流れ
赤字の箇所が一般的な NHS 後の対処と異なる．NHS refer 児の全員を「難聴疑い児」として，生後 21 日以内の CMV 診断（尿検査）を行うことで，1 ヶ月以内の抗ウイルス療法開始につなげることができる

refer で二次検査機関や精密聴力検査機関の予約を待っていたり，難聴の確定診断が行われるまで待っていたりすると，生後 21 日を過ぎることは十分にあり，診断の機会を失うことは決して避けなければならない．そこで，この対処として長崎県では小児科や産婦人科と耳鼻咽喉科の連携を重視している（図 2）．つまり，県内の小児科医と産婦人科医にも先天性 CMV 感染症の早期診断の必要性を理解してもらったうえで，NHS refer 児は全例速やかに紹介してもらっている（通常は生後 7〜14 日で受診する）．このことにより，先天性 CMV 感染症による難聴児を発見し，早期からの抗ウイルス療法につなげることができている．

2．検 体

検体としては尿が最良であり[12]，新生児尿を用いた等温核酸増幅法による CMV-DNA の検出法が開発され[13]，2018 年から保険収載されている．尿を採取できれば，小児科の受診を待たずとも侵襲なく先天性 CMV 感染症かどうかの診断が可能

となっている（重複障害の有無には小児科での評価は欠かせない）．唾液には出生後早期であっても母乳や産道に排出された CMV が混入していることがあり，陽性でも唾液の再検査や尿での確認検査が推奨される．血液中のウイルス量は尿や唾液と比べてかなり少なく，CMV-IgM 抗体の検出は感度が低く偽陽性も生じる．

一方で，遅発性に難聴を発症する症例では，生後 21 日間に難聴を疑うことすらできない．このような症例では，乾燥臍帯や生後まもなく先天性代謝異常症スクリーニング検査のために採取されたろ紙血検体（通常の保管期間は 1 年程度）による診断が可能な場合もある．しかし，これらの手法では手技によるばらつきや感度の低さの問題点があり，陰性でも先天性 CMV 感染症を除外することができない問題点がある[11]．

3．診断のすすめ方

疑いがあれば，まず先天性 CMV 感染症に特徴的な症状（表 1）が既往歴を含めて認められないか

表 1. 先天性 CMV 感染症にみられる主な症状

右記以外	血液疾患	頭蓋内病変	脳神経疾患	肝疾患
低出生体重	**点状出血斑・紫斑**	**水頭症・脳室拡大**	精神運動発達遅滞	肝機能異常
小頭症	血小板減少	**頭蓋内石灰化**	脳性まひ	肝脾腫
難聴	貧血	大脳白質病変	てんかん	黄疸
網脈絡膜炎		皮質異形成	自閉スペクトラム症	
			学習障害	
			髄膜脳炎	

太字は先天性 CMV 感染症に特異性が高い症状を示す

（文献 5 より）

を問診などで確認する．さらに，画像所見（CTや MRI など）では中耳や内耳の所見のみでなく頭蓋内の所見も併せて評価することが必要である．通常の側頭骨 CT（骨条件）では頭蓋内の評価は困難であるため，改めて頭部単純 CT を撮影することが多いが，CT では先天性感染でしばしばみられる所見で有用な脳内石灰化の他，脳室拡大，水頭症，脳萎縮などの診断が可能である．ただし，大脳白質病変などの微妙な変化や，神経学的予後に関与する大脳皮質異形成などは CT での評価が困難なため，小児では鎮静など検査の負担が大きいが MRI が必要となることもある．我々の検討でも，前述の CI を受けた16症例のうち頭部 MRI を撮影した14例のうち，大脳白質病変や皮質異形成などの異常所見が 9 例（64.3％）と高率にみられたのが特徴的であった[11]．確定診断は，2．で述べた検体を時期に応じて使用して行う．

CMV に対する治療

聴力の改善と難聴の進行予防を目的として，アメリカ小児科学会でもバルガンシクロビルによる 6 ヶ月間の治療が推奨されるなど[14]，既にガンシクロビル点滴静注やバルガンシクロビル内服による治療が行われている．点滴で治療を開始する場合も内服可能となれば内服に移行するのが一般的で，本邦でも 2018 年 12 月ドライシロップ製剤が発売された．注意点としては，生後1ヶ月を超えて治療を開始した報告は少なく，これらの抗ウイルス療法の有効性のエビデンスが現時点では生後 1 ヶ月以内に治療を開始した場合にのみ得られていることである．

また，このように早期に診断および治療を行えば難聴や発達の予後が改善することを，耳鼻咽喉科だけでなく，小児科，産婦人科，こども福祉課やろう学校など小児難聴の診療や療育に携わる者すべてが理解し，啓発や感染予防を進めて行くことも重要な対策である．妊婦の CMV-IgG 抗体の測定や，ウイルスを排泄していることが多い子どもの唾液や尿への曝露を避ける予防（子どもとの接触そのものを避けるということではない）も重要であり，これらを示した CMV 妊娠管理マニュアルやパンフレットは非常に参考となる（http://cmvtoxo.umin.jp/）．

CMV による難聴と診断された症例への対処

難聴を伴う症例には，必要に応じて HA 装用や CI を行うが，CMV では視力障害や神経発達障害（知的障害，自閉症スペクトラム障害などの総称）などの重複障害を伴う症例が少なくないことに注意が必要である．これらの重複障害に対する治療で診断や治療が遅れるなど，これらは少なからず難聴への対処にも影響する．特に，神経発達障害を伴う症例ではより影響が大きくなり，装用効果を得るのに時間を要し CI の術後成績も悪いことが示されている．重度の重複障害を伴う症例では，HA などの長時間の装用や，難聴の程度を判断することすら困難なこともあり，難聴の診断や補聴効果の判定，療育は注意深く患児の反応をみながら行うことが重要である．

CMV 感染症への CI に関するシステマティックレビュー[7)～10)]では，いずれも CMV に対し CI は一定の効果が得られたとしている．しかし，CMV

と非CMVの比較では，CMVの結果が劣るとするもの，変わらないとするものがあり，症例数が限られることやコントロール群の取り方が異なるためと考えられる．長期の経過をみた報告としては，Ramirezら[15]による1～4年の評価で最終段階では38%の症例で非CMVに比べて結果が悪かったとする報告と，我々の平均7.8年での評価によりCI成績が良い症例と効果が限定的な症例の二極化がみられたとする報告[11]がある．

今後の課題

国際的にもNHSの実施のみでは不十分で難聴児のフォローアップが極めて重要であることが報告されている[16]．特に，CCMVIでは遅発性・進行性の難聴を示すことも多く[10]，我々が2020年度に「厚生労働省　地域生活支援促進事業」として行った聴覚障害児支援中核機能モデル事業(https://nagasaki-chokaku.jp/)でも，やはり現時点のNHSではCCMVIを含む一定数の難聴児が見逃されていると考えられた．一方で，現在の新生児期以降の聴力評価の機会として1歳半や3歳児健診があるが，その際に耳鼻咽喉科医による診察や他覚的聴力検査は行われず，むしろ保護者の主観によるところが大きい点がNHS後の聴覚管理システムの問題点と考えられ，CCMVIのような症例の見逃しをいかに減らしていくかが今後の課題といえる(図2)．

参考文献

1) The Joint Committee on Infant Hearing：Year 2019 Position Statement：Principles and Guidelines for Early Hearing Detection and Intervention Programs. J Early Hear Detect Interv, **4**(2)：1-44, 2019.
2) NHSP Clinical Group：Guidelines for the early audiological assesment and management of babies referred from the Newborn Hearing Screening Programme. Version 3. 2013.
3) 森内浩幸：サイトメガロウイルス．日本小児感染症学会(編)：267-283，日常診療に役立つ小児感染症マニュアル2017．東京医学社, 2017.
4) Koyano S, Inoue N, Oka A：Japanese Congenital Cytomegalovirus Study Group. Screening for congenital cytomegalovirus infection using newborn urine samples collected on filter paper：feasibility and outcomes from a multicentre study. BMJ Open：**1**(1)：e000118, 2011.
5) Torii Y, Kimura H, Ito Y：Japanese Society for Pediatric Infectious Diseases. Clinicoepidemiologic status of mother-to-child infections：a nationwide survey in Japan. Pediatr Infect Dis J, **32**(6)：699-701, 2013.
6) 森内浩幸：サイトメガロウイルス感染症．小児保健研究, **77**(1)：10-14, 2018.
Summary CMVが問題となるのは，先天性感染，未熟児における感染，免疫不全宿主における日和見感染である．抗体を持たない妊婦の増加に加え，医学の進歩が未熟児や免疫不全患者の生存率を高めたことが，本来宿主と共生してきたこのウイルスの病原性を顕在化させたといえる．
7) Shin JJ, Keamy DG Jr, Steinberg EA：Medical and surgical interventions for hearing loss associated with congenital cytomegalovirus：a systematic review. Otolaryngol Head Neck Surg, **144**(5)：662-675, 2011.
8) Kraaijenga VJC, Van Houwelingen F, Van der Horst SF：Cochlear implant performance in children deafened by congenital cytomegalovirus-A systematic review. Clin Otolaryngol, **43**(5)：1283-1295, 2018.
9) Fletcher KT, Horrell EMW, Ayugi J：The Natural History and Rehabilitative Outcomes of Hearing Loss in Congenital Cytomegalovirus：A Systematic Review. Otol Neurotol, **39**(7)：854-864, 2018.
10) Vos B, Noll D, Whittingham J, et al：Cytomegalovirus-A Risk Factor for Childhood Hearing Loss：A Systematic Review. Ear Hear, 2021. doi：10.1097/AUD.0000000000001055.
Summary 65文献のシステマティックレビューでは，CMVによる難聴は，難聴の程度，両側性か一側性か，進行性，変動するなど，様々な難聴のパターンが報告されていた．
11) Yoshida H, Takahashi H, Kanda Y：Long-term Outcomes of Cochlear Implantation in Children With Congenital Cytomegalovirus Infec-

tion. Otol Neurotol, **38**(7)：e190-e194, 2017.

Summary 人工内耳を行った先天性 CMV 感染症16人を調査した結果，新生児聴覚スクリーニング検査 pass の症例や明らかに進行性難聴と診断できる症例が認められ，長期的には重複障害を伴う症例で術後成績が悪い結果が得られた．

12）Luck SE, Wieringa JW, Blázquez-Gamero D, et al：Congenital cytomegalovirus：a European expert consensus statement on diagnosis and management. Pediatr Infect Dis J, **36**(12)：1205-1213, 2017. doi：10.1097/INF.00000000000 01763.

13）Fujii T, Oka A, Morioka I, et al：Newborn congenital cytomegalovirus screening based on clinical manifestations and evaluation of DNA-based assays for in vitro diagnostics. Pediatr Infect Dis J, **36**：942-946, 2017.

14）Committee on Infectious Diseases, American Academy of Pediatrics：RED BOOK：317-322, 922-925, 2018.

15）Ramirez Inscoe JM, Nikolopoulos TP：Cochlear implantation in children deafened by cytomegalovirus：speech perception and speech intelligibility outcomes. Otol Neurotol, **25**(4)：479-482, 2004.

16）Ravi R, Gunjawate DR, Yerraguntla K, et al：Follow-up in newborn hearing screening-A systematic review. Int J Pediatr Otorhinolaryngol, **90**：29-36, 2016.

MB ENT, 271：33-36, 2022

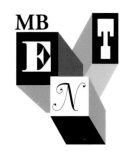

◆特集・子どもの難聴を見逃さない！

ムコ多糖症

橋本亜矢子*

Abstract　ムコ多糖症とは，遺伝子異常が原因でムコ多糖が体中の細胞内に蓄積していく疾患である．欠損する代謝酵素によりⅠ～Ⅸ型の7亜型に分けられる．主に精神発達遅滞，骨変形，関節症状，特異顔貌，肝脾腫，心弁膜症，中耳炎，気道狭窄などの症状を呈する．症状は進行性であるため，早期発見・早期治療開始に努めることが大切である．我々耳鼻咽喉科医は主に上気道狭窄，中耳炎，難聴に対する対症療法を行う．比較的低年齢から中耳炎を発症し，上気道感染と中耳炎を繰り返すため，診断前に耳鼻咽喉科に通院していることがあり，我々耳鼻咽喉科医は外来で未診断のムコ多糖症患者を診療している可能性があり，注意が必要である．本稿では，主にムコ多糖症の診断のポイント，難聴の種類とその経過と治療について述べた．

Key words　ムコ多糖症(mucopolysaccharidoses)，中耳炎(otitis media)，難聴(hearing loss)，伝音難聴(conductive hearing loss)，感音難聴(sensorineural hearing loss)

はじめに

　ムコ多糖症とは，先天性代謝異常症の一つであるライソゾーム病に分類される疾患である．多くは常染色体劣性遺伝であるが，一部はX連鎖性遺伝形式をとる．遺伝子異常により細胞内小器官であるライソゾームでの代謝がうまくいかなくなり，代謝されないムコ多糖が体中の細胞に蓄積していく．そのため，症状は全身のあらゆる器官で起こる．主に精神発達遅滞，骨変形，関節症状，特異顔貌，肝脾腫，心弁膜症，中耳炎，気道狭窄などの症状を呈する．ムコ多糖が蓄積し，症状が進行していく．早期発見と早期の治療開始がその予後の改善に影響する．

ムコ多糖症診断のポイント

　できる限り早期に発見することが望ましい．そのため，本邦の一部地域では新生児スクリーニングや，同胞症例や非特異的徴候によるハイリスクスクリーニングが開始されている[1]．まだ一部地域で行われている段階であるため，早期診断のために，我々医療従事者の気づきが重要である．

　ムコ多糖症はムコ多糖が蓄積することによって症状が進行するため，出生時には特有の症状は呈さない．乳児期早期に症状が現れるのは，背中などにびっしり現れる異所性蒙古斑，臍・鼠径ヘルニアである．幼児期になると繰り返す中耳炎，上気道感染，副鼻腔炎，扁桃肥大，アデノイド増殖症，などで耳鼻咽喉科に通院する症例も多いが，健常児に起こる中耳炎，上気道感染症，扁桃肥大，アデノイド増殖症と大きな違いはない．そのため，それらに随伴する症状に注意が必要である．随伴する症状として巨舌，鷲手，腕や肩などの関節拘縮，臍・鼠径ヘルニアの手術の既往，特異顔貌，異所性蒙古斑，肝脾腫，発達遅滞などに注意が必要であるが，特に耳鼻咽喉科外来診療では異所性蒙古斑，臍・鼠径ヘルニアの既往，関節拘縮の確認が簡便に行えると思われる．一般的には

* Hashimoto Ayako，〒420-8660　静岡県静岡市葵区漆山860　静岡県立こども病院耳鼻咽喉科，医長

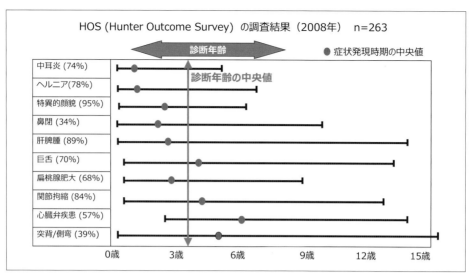

図1. ムコ多糖Ⅱ型　諸症状の発現時期
（Wraith JE, et al：Genet Med, 2008. より改変）

2～4歳くらいで症状が明らかになり，診断にいたることが多い[2]（図1）.

難聴の種類，進行の有無

　鼻咽腔，耳管，中耳粘膜にムコ多糖が沈着し，中耳炎を繰り返すことが多く，症状が進行していくと耳小骨の変形も生じ，それらの病変による伝音難聴を呈する. また，混合難聴や感音難聴を呈することもある. ムコ多糖症の側頭骨病変に関する報告はいくつかあるが，感音難聴の原因に関しては未だ不明である. ムコ多糖症における難聴の発症率に関しては，25～99％と報告により幅がある[3][4]. アメリカ，ブラジル，イギリス，フランス，ドイツ，イタリア，スペイン，台湾，ポーランドなどの国々のハンター症候群の症例605症例の調査によると，難聴の種類は16％の症例が伝音難聴，33％が感音難聴，33％が混合性難聴であった. また，難聴の原因となる症状と罹患の時期と治療や対処の時期は，中耳炎は平均1.9歳で72.4％が罹患，耳漏は33.4％，鼓膜穿孔は11.9％，難聴は平均4.8歳で67.3％で発症，鼓膜換気チューブ留置は平均3.5歳で49.6％の症例で，補聴器装用は平均6.6歳で40.6％の症例で行われていた[1]. 比較的低年齢で中耳炎を発症し，コントロール困難となり鼓膜換気チューブ留置や補聴器装用が必要になる可能性があると考えられ

る. ムコ多糖症31例の平均10.8年の経過観察の調査で，聴力の悪化した症例は42％，著変のないものが39％，改善が19％で，酵素補充療法単独で行っている症例18例のうち聴力の悪化した症例が9例という報告もあり[5]. 治療を行っていても難聴が進行する可能性があるため，外来での聴力フォローが必要である. 多くの症例が発達遅滞を伴っているため，外来での聴力検査は条件詮索反応聴力検査（COR）を中心に聴性行動反応検査（BOA）や聴性脳幹反応（ABR），聴性定常反応（ASSR）などを行っている（図2）.

治　療

　治療には対症療法，造血幹細胞移植，酵素補充療法などがあり，現在，遺伝子治療法の開発研究も進んでいる[6].

1．対症療法

　我々耳鼻咽喉科医が行うのは主に対症療法である. 上気道狭窄に対する口蓋扁桃摘出術，アデノイド切除術，繰り返す中耳炎や滲出性中耳炎に対する鼓膜換気チューブ留置術，難聴に対する補聴器装用などである. ムコ多糖症児は発達遅滞を伴うことが多いため，その治療には協力的でないことが多い. そのため，全身麻酔や，検査には鎮静が必要となることも多いが，ひどい上気道狭窄を伴うこと，進行すると開口困難や巨舌や胸郭の動

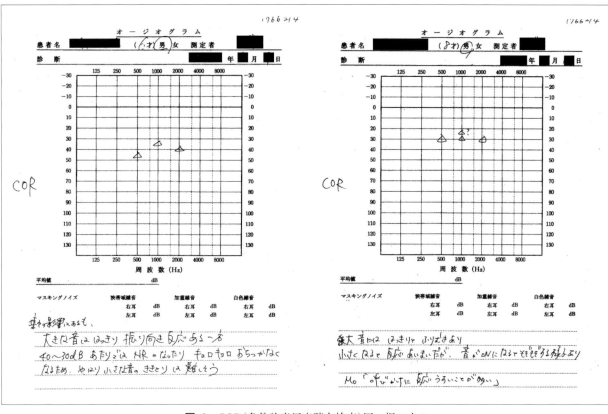

図 2. COR(条件詮索反応聴力検査)同一児のもの
落ち着きがなかったり，反応があいまいであったり，検査に協力的ではないコメント入り

きが悪くなることもあるため，麻酔，鎮静管理には注意が必要である．また，心臓弁膜症を伴う症例も多く，呼吸のみでなく，循環動態にも注意が必要である．特に，口蓋扁桃摘出術やアデノイド切除術の周術期管理には，小児麻酔に慣れた施設で行うことが望ましいと思われる(図3)．

2．造血幹細胞移植

造血幹細胞移植は，Ⅰ型とⅡ型において尿中ムコ多糖排泄の正常化，肝脾腫の縮小，関節拘縮の改善，心弁膜症の進行抑制，粘膜の肥厚や気道感染の改善，伝音難聴の改善などを認める．感音難聴の改善を認めた報告もある．すでに進行した骨変形，心弁膜症，IQ/DQ の改善，精神運動発達遅滞の改善は困難であるが，症状が進行する前に移植を行うことで効果が認められる．特に，Ⅰ型ではIQ70 以上かつ年齢 2 歳未満の場合に造血幹細胞移植を行うともっとも治療効果が得られると報告されている[7]．ドナーが得られない可能性があること，拒絶反応，移植片対宿主病(GVHD)，移

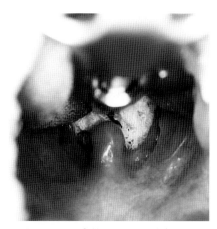

図 3. ムコ多糖症Ⅱ型 口腔内写真
口蓋扁桃摘出術時開口器をかけたところ．酵素補充療法開始 6 ヶ月後．開口制限と舌肥大で扁桃下極から舌根部の観察が困難

植に伴う生命にかかわる合併症が起こることなどが問題である．

3．酵素補充療法

酵素補充療法は酵素を点滴静注により投与する

ことで，欠損している酵素を補充する治療法である．現在本邦では，ムコ多糖症Ⅰ型，Ⅱ型，ⅣA型，Ⅵ型の酵素補充療法製剤が承認されている．酵素補充療法により，呼吸状態の改善，肝臓，脾臓のサイズの正常化，皮膚，関節拘縮の軽減などの効果が認められるが[8]，脳血液関門のある中枢神経への治療効果は乏しかった．そのため，髄腔内に直接投与する酵素製剤ヒュンタラーゼ® が2021年4月に薬価収載され，脳血液関門を通過する静注薬イズカーゴ® も2021年5月から発売となっている．非常に高価なこと，生涯にわたり1〜2週間に1度の点滴治療を継続しなければならないことが欠点である．

4．遺伝子治療

現在，前述の治療法の問題点を克服する目的で造血幹細胞を標的とした遺伝子治療法が発展してきている[6]．Ⅰ型はすでに数例が治療開始されているようで，Ⅲ型の遺伝子治療も計画されている．

参考文献

1）奥山虎之：希少遺伝性疾患の早期診断の必要性—ライソゾーム病を中心に—．小児保健研究，**78**(5)：392-395, 2019.

2）Keilmann A, Nakarat T, Bruce IA, et al：Hearing loss in patients with mucopolysaccharidosis Ⅱ：Data from HOS-the Hunter Outcome Survey. J Inherit Metab Dis, **35**：343-353, 2011.
   Summary アメリカ，ブラジル，イギリス，フランス，ドイツ，イタリア，スペイン，台湾，ポーランドなどの国々のハンター症候群の症例

605症例について聴力と中耳炎など耳症状と鼓膜換気チューブ留置，補聴器装用などに関する調査結果が示されている．

3）Trinh TT, Blasco H, Maillot F, et al：Hearing loss in inherited metabolic disorders：A systemativ review. Metabolism, **122**：154841, 2021.

4）Murgasova L, Jurovcik M, Jesina P, et al：Otorhinolaryngological manifestations in 61 patients with mucopolysaccharidosis. Int J Pediatr Otorhinolaryngol, **135**：110137, 2020.

5）高野さくらこ，坂本浩一，坂下哲史ほか：ムコ多糖症の聴覚障害．Otol Jpn, **27**(5)：706-712, 2017.
   Summary 大阪市立大学におけるムコ多糖症の症例31症例に関してその聴力，治療，中耳炎の有無，難聴の経過についてまとめて示されている．

6）大橋十也：ライソゾーム蓄積症の造血幹細胞を標的とした遺伝子治療法の進歩．実験医学, **38**(2)：193-198, 2020.
   Summary ライソゾーム病に対する遺伝子治療の最近の進歩について，最新の知見が示されている．

7）Peters C, Shapiro EG, Anderson J, et al：Hurler syndrome：Ⅱ. Outcome of HLA-genotypically identical sibling and HLA-haploidentical related donor bone marrow transplantation in fifty-four children. Blood, **91**(7)：2601-2608, 1998.

8）Okuyama T, Tanaka A, Suzuki Y, et al：Japan Elaprase Treatment(JET)study：idursulfase enzyme replacement therapy in adult patients with attenuated Hunter syndrome(Mucopolysaccharidosis Ⅱ, MPS Ⅱ). Mol Genet Metab, **99**(1)：18-25, 2010.

MB ENT, 271 : 37-41, 2022

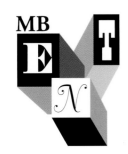

◆特集・子どもの難聴を見逃さない！

滲出性中耳炎

日高浩史*

Abstract 小児難聴の最大の原因である滲出性中耳炎の病態を概説する．ついで，これによる難聴を見逃さないための留意点，ならびにその治療法をガイドラインの知見を踏まえ，解説する．

Key words 滲出性中耳炎(otitis media with effusion；OME)，小児難聴(pediatric hearing loss)，診療ガイドライン(clinical practice guideline)，新生児聴覚スクリーニング(newborn hearing screening)，聴覚検査(audiometric test)，鼓膜換気チューブ(tympanostomy tube)

はじめに

滲出性中耳炎は急性炎症を伴わず中耳貯留液を認める状態であり，「鼓膜に穿孔がなく，中耳腔に貯留液をもたらし難聴の原因となるが，急性炎症すなわち耳痛や発熱のない中耳炎」と定義される[1,2]．

滲出性中耳炎は小児においては，就学前に90%が一度は罹患する中耳疾患であり，小児に難聴を引き起こす最大の原因である[1~3]．

本稿では，小児難聴の最大の原因である滲出性中耳炎の病態と疫学，ならびにこれによる難聴を見逃さない留意点を概説する．

滲出性中耳炎の病態と疫学

本疾患は，小児難聴の最大の原因とされる．American Academy of Otolaryngology-Head and Neck Surgery(AAO-HNS)のガイドラインでは，小児滲出性中耳炎によって平均28 dB(0~55 dB)の難聴が生じ，言語発達，学業や行動上の問題に影響を及ぼすと記載されている[4]．

Boudewynsら[5]は，聴性脳幹反応(ABR)による新生児聴覚スクリーニング(NHS)でreferとされた例の55%に滲出性中耳炎があり，その23%は治癒したが，聴力改善まで数ヶ月を要する例もあったと報告している．また，本邦からの報告においても，NHS後の精査例の20.3%に滲出性中耳炎を認められている[6]．

さらに，1歳までに50%以上の小児が滲出性中耳炎に罹患し，2歳までに60%以上が罹患することが知られている[1,2,7]．ほとんどが3ヶ月以内に自然治癒するが，30~40%の小児では滲出性中耳炎が再発し，5~10%は治癒までに1年以上を要する[8~10]．後遺症が生じることもあり，長期にわたる医学管理を要する疾患である[1,2]．

一方，成人においては，滲出性中耳炎の原因として耳管機能障害が大きく関与しており，上咽頭腫瘍なども認められ，小児とは異なった背景因子が存在する．

滲出性中耳炎による難聴を疑うために

小児滲出性中耳炎は感冒罹患時や急性中耳炎罹患後に発症する場合が約50%と多い[1,11]．感冒や鼻副鼻腔の炎症，中耳の急性炎症症状が特徴的な急性中耳炎に罹患すると，中耳腔に液体が貯まることがあり，特に耳管機能不全や機能障害，乳突蜂巣発育不全などがある場合に滲出性中耳炎とな

---

* Hidaka Hiroshi, 〒573-1010 大阪府枚方市新町2-3-1 関西医科大学耳鼻咽喉科・頭頸部外科学講座，准教授

表 1. 小児滲出性中耳炎診療時の問診の目的とその項目

<問診の目的>
1. 発症時期を推測する
2. 発症リスクを推測する
3. 難治化リスクを推測する

<問診項目>
Ⅰ. 家族歴（家族，および同胞で次の疾患の有無）
　・耳疾患の有無（滲出性中耳炎の長期罹患・慢性中耳炎（中耳真珠腫を含む）の罹患および手術）
　・アレルギー疾患（アレルギー性鼻炎（花粉症を含む）・気管支ぜんそく・アトピー性皮膚炎・食物アレルギーなど）
　・慢性鼻副鼻腔炎（手術歴を含めて）
　・口蓋裂（軟口蓋裂も含めて）
　・アデノイドあるいは口蓋扁桃手術歴
Ⅱ. 既往歴および罹患・治療中の疾患について
　・アレルギー疾患（気管支ぜんそく・アレルギー性鼻炎（花粉症を含む）・アトピー性皮膚炎・食物アレルギーなど）
　・急性中耳炎（反復かどうか，初回発症時期，治癒状況）
　・過去の滲出性中耳炎の治療歴
　・胃食道逆流症
　・口蓋裂・軟口蓋裂
　・他臓器や全身にかかわる疾患（染色体異常症・頭蓋顔面発達異常・代謝異常など）
Ⅲ. 生活環境について
　・集団保育（通所開始年齢含む）
　・家庭内喫煙者の有無
Ⅳ. 発症時期の推測に必要な問診
　・発症時期の前後に関連した疾患（鼻副鼻腔炎，急性中耳炎，上気道炎，アレルギー性鼻炎，他）
　・滲出性中耳炎を疑う症状（難聴，聞き返し，耳をよくさわる，頭を振る・かしげる，言葉が遅い，発音が悪い）

（文献 1 より）

ることが多い[1)2)].

　主な症状は難聴，耳閉塞感であり，発熱や痛みはほとんどみられない．自然治癒もある一方，急性症状を伴わないため，気づかれずに長期間見過ごされることがある．長期に未治療の状態が続くと，難聴による言語発達の遅れ，学習の妨げが生じることが懸念される[1)10)〜12)]．また，癒着性中耳炎などの鼓膜・中耳の病的変化へ移行する症例もある[1)13)].

検査法と所見の把握

　症例の多くが就学前の小児であり，正確な聴力の把握が困難な場合もある．したがって，保護者からの詳細な問診（表1）が重要であるが[1)]，保護者が気づいていないことも多い[12)14)].

　顕微鏡や内視鏡を用いた鼓膜の観察が重要であるが，気密耳鏡やティンパノメトリーは，客観的な中耳貯留液の診断に有効である[1)11)].

　幼少児では聴力検査が施行困難なことも多い．診察時の聴覚印象や言語発達の観察，気密耳鏡やティンパノメトリー，画像検査などによる側頭骨乳突蜂巣発育程度の確認などで，おおよその聴力閾値を推定する[1)11)].

　乳幼児の聴性行動観察による聴力検査（条件詮索反応聴力検査（COR），遊戯聴力検査など）が施行できる医療機関は限られているのが現状である．しかし，これらの施行が困難な施設においても，3歳前後であれば，3歳児健診の聴覚検査で使用する絵シート（図1）を用いたささやき声での評価は可能と考えられる[12)13)]．一般的な診察時の距離ではささやき声は 40〜45 dB 程度となり，通常の声と口元を隠したささやき声との反応の違いを確認することにより，滲出性中耳炎による難聴でも検出可能である．

　さらに気密耳鏡検査，他覚的聴覚検査である耳音響放射（OAE），インピーダンスオージオメトリー（ティンパノグラム，アブミ骨筋反射）を組み合わせることで，乳幼児の聴覚スクリーニングは可能である[1)11)]．本邦では，耳鼻咽喉科専門医がクリニックや病院で小児滲出性中耳炎のプライマリケアを行っていることから，乳幼児の聴力評価はすべての耳鼻咽喉科に求められる事項と考えられ

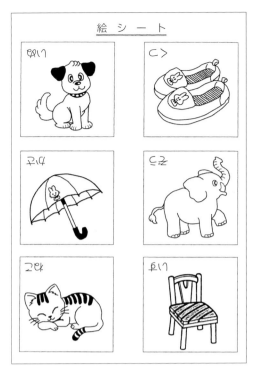

図1. 3歳児健診のささやき声検査で
使用される絵シート
（文献12より）

る[11]．そして，難聴が疑われる場合は，ABRを含む精密聴力検査が可能な施設への紹介を検討する．Ungkanontらは63例の小児滲出性中耳炎に気密耳鏡検査と聴力検査を行い，92.1％に平均31.7±10.3 dBの難聴が認められたと報告している[15]．一方，50 dB以上の難聴がある場合は，滲出性中耳炎以外に小児真珠腫や中耳奇形をはじめ，小児難聴をきたす疾患を鑑別疾患として考慮する必要がある．

滲出性中耳炎の治療方針

中耳貯留液が起こす難聴を可及的早期に改善すること，鼓膜の病的変化とその後遺症を予防することを目的として治療される[1)2)]．本疾患の95％は自然治癒するとされているが，残りの症例（特に耳管閉鎖不全や耳管狭窄症，あるいは口蓋裂・ダウン症がある場合）では，難治性となる場合がある[1)2)]．

国内外から報告されている小児滲出性中耳炎診療ガイドラインでは，鼓膜の病的変化（鼓膜緊張部もしくは鼓膜弛緩部の高度の内陥，耳小骨の破壊，鼓膜が薄くなる，鼓膜硬化症，癒着など）がなければ，発症から3ヶ月間は手術加療を行わず，watchful waitingが勧められている[1)2)4)8)]．本邦からのガイドライン初版（2022年度に改訂版刊行をめざし編集中）では，watchful waiting期間においても，鼻副鼻腔炎やアレルギー性鼻炎など，合併する周辺臓器の治療を行うべきとしている[1)2)]．

発症時期がわからない場合には，発見から3ヶ月が目安となるが，罹患が長期にわたると言語発達や構音の異常，学校での活動低下など患児のQOLに影響を及ぼすことから，発見時にこれまでの罹患期間を推定することは大切である[11]．

Watchful waiting期間を経過しても改善しない例で，鼓膜のアテレクタシスや癒着などの病的変化が出現した場合，ならびに良聴耳の聴力が30 dBを超える聴力障害を示す場合，外科的治療（鼓膜換気チューブ留置術が第一選択）が適応になるとされている[1)2)]．

典型例における術前後の鼓膜所見とオージオグラムの比較を図2に示す．鼓膜換気チューブ留置は難聴の改善に役立つが，チューブ留置後に鼓膜の永久穿孔や硬化を残すこともある[1)13)]．

一方，発症から3ヶ月以内であっても，例外として，言語発達に影響するリスクをもつ小児（at-risk children）の場合は，より積極的な手術的介入が推奨されている．これは，以下の5つの因子が挙げられている[4)11)]．

①顎顔面形成異常や，鼓膜のアテレクタシスや癒着などの病的変化を伴い，難治化の要因が強い場合．

②難聴の程度が強く，滲出性中耳炎以外の難聴の原因（先天性真珠腫や中耳奇形，感音難聴など）が疑われる場合で，これにはNHS後の精密聴力検査で高度・重度難聴が発見された例なども含まれる．

③滲出性中耳炎の関与が疑われる臨床所見（言語発達の遅延や平衡障害，発達障害，学業成績不振など）を呈する場合．これらの症例では，滲出性中耳炎が相応の期間継続したために，軽度・中程度難聴に伴う様々な症状が既に出現している可能

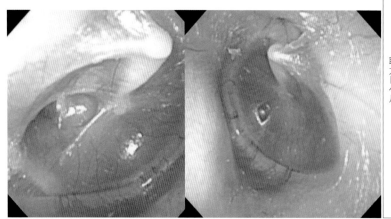
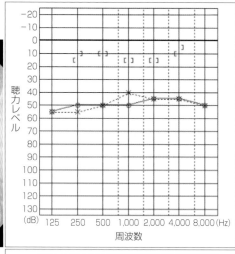
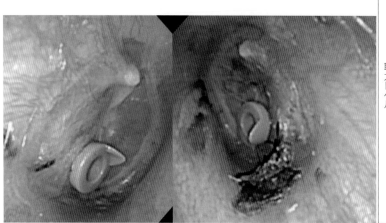
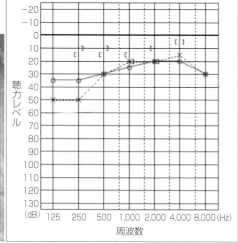

図 2. 滲出性中耳炎の典型例(5歳9ヶ月，男児)．鼓膜換気チューブ挿入術前後の鼓膜写真と聴力像

a：b
c：d

a：術前鼓膜所見．両側に中耳貯留液を認め，右は後下象限の陥凹がみられる
b：術前のオージオグラム．右48.3 dB，左45 dB(3分法による平均聴力)の伝音難聴を認める
c：術後2週間の鼓膜所見．両側に鼓膜換気チューブが留置されており，右の鼓膜の陥凹は改善している
d：術後2週間のオージオグラム．右25 dB，左23.3 dBまで改善がみられる

性があることから，より積極的な介入が望ましい．

④ 自閉症スペクトラム障害を含む発達障害を認め，かつ社会性・認知・コミュニケーション領域において著しい遅れと歪みをもたらす場合．

⑤ 高度の視力障害がある場合も，言語発達に悪影響を及ぼす at-risk children として，より積極的な介入が勧められる．

鼓膜チューブ留置後の管理について

チューブ留置中の経過観察の受診間隔は，地域の医療供給体制と個々の患児の疾患状態によっても異なるため，一律の基準を定めることは困難と考えられる[1]．

診療ガイドラインでは，術後早期に鼓膜・チューブの観察と聴力を含めた治療効果の評価，その後，最長でも4〜6ヶ月単位での定期的な鼓膜・チューブの観察と聴力を含めた治療効果の評価が推奨されている[1]．

小児滲出性中耳炎が他の原因による難聴に合併している場合，チューブ留置によっても聴力が十分に改善しないことがある．術後早期に聴力の改善を確認し，改善不良な場合はその他の難聴をきたす原因について検討すべきである[1]．

チューブ脱落後の後遺症として，鼓膜硬化，鼓膜穿孔の残存，鼓膜の萎縮や陥凹，真珠腫形成などが挙げられる[1)14)16)17)]．特に，鼓膜穿孔が残存し

40

た場合，その大きさによっては聴力低下の原因となり，小穿孔であっても鼓室内感染の原因となり得る．閉鎖の必要な鼓膜穿孔や鼓膜の病的変化，真珠腫の形成が認められた場合も，高次医療機関への受診が必要になる．

おわりに

滲出性中耳炎による小児難聴を見逃さないように，その症状と病態を踏まえた問診，検査と治療方針を概説した．正確な鼓膜所見の評価と，おおよその聴力閾値の推定が重要である．来年，改訂発刊予定の小児滲出性中耳炎診療ガイドラインでは，最近の知見を踏まえた方向性が述べられる予定である．

参考文献

1) 日本耳科学会・日本小児耳鼻咽喉科学会（編）：小児滲出性中耳炎診療ガイドライン 2015 年版．金原出版, 2015.
　Summary　本邦からの小児滲出性中耳炎ガイドライン．治療の現状を考慮して，エビデンスに基づきガイドライン作成委員会のコンセンサスが得られた治療法を推奨している．

2) Ito M, Takahashi H, Iino Y, et al：Clinical practice guidelines for the diagnosis and management of otitis media with effusion(OME) in children in Japan, 2015. Auris Nasus Larynx, **44**(5)：501-508, 2017.
　Summary　上記文献1の英文ダイジェスト版である．

3) Tos M：Epidemiology and natural history of secretory otitis. Am J Otol, **5**：459-462, 1984.

4) Rosenfeld RM, Shin JJ, Schwartz SR, et al：Clinical Practice Guideline：Otitis Media with Effusion(Update)．Otolaryngol Head Neck Surg, **154**(1 Suppl)：S1-S4, 2016.
　Summary　米国の小児滲出性中耳炎診療ガイドラインの改訂版である．

5) Boudewyns A, Declau F, Van den Ende J, et al：Otitis media with effusion：an underestimated cause of hearing loss in infants. Otol Neurotol, **32**(5)：799-804, 2011.

6) 増田佐和子, 臼井智子：新生児聴覚スクリーニング精密検査児の滲出性中耳炎. Otol Jpn, **29**(3)：215-221, 2019.

7) Casselbrant ML, Mandel EM：Epidemiology. Rosenfeld RM, Bluestone CD, eds：147-162, Evidence-Based Otitis Media. 2nd ed. Hamilton, Ontario：BC Decker, 2003.

8) Stool SE, Berg AO, Berman S, et al：Otitis media with effusion in young children. Clinical Practice Guideline, Number 12. AHCPR Publication No. 94-0622. Rockville, MD：Agency for Health Care Policy and Research, Public Health Service, US Department of Health and Human Services, 1994.

9) Williamson IG, Dunleavy J, Baine J, et al：The natural history of otitis media with effusion—a three-year study of the incidence and prevalence of abnormal tympanograms in four South West Hampshire infant and first schools. J Laryngol Otol, **108**：930-934, 1994.

10) Rosenfeld RM, Kay D：Natural history of otitis media. Laryngoscope, **113**：1645-1657, 2003.

11) 伊藤真人：小児滲出性中耳炎の治療とそのエビデンス　目的を意識した小児滲出性中耳炎の診断．日耳鼻会報, **123**(2)：123-126, 2020.

12) 日本耳鼻咽喉科学会　社会医療部福祉医療・乳幼児委員会：耳鼻咽喉科医のための3歳児健康診査の手引き．日耳鼻 Home Page　http://www.jibika.or.jp/members/iinkaikara/pdf/3age_health.pdf

13) 仲野敦子：各種小児難聴の最新情報　小児滲出性中耳炎　診療ガイドラインに基づく具体的な対応法．耳喉頭頸, **93**(8)：596-600, 2021.

14) 日高浩史, 大島英敏, 牛来茂樹：中耳の形態的変化, 真珠腫性中耳炎. JOHNS, **30**(1)：97-102, 2014.

15) Ungkanont K, Charuluxananan S, Komoltri C：Association of otoscopic findings and hearing level in pediatric patients with otitis media with effusion. Int J Pediatr Otorhinolaryngol, **74**(9)：1063-1066, 2010.

16) Kay DJ, Nelson M, Rosenfeld RM：Meta-analysis of tympanostomy tube sequelae. Otolaryngol Head Neck Surg, **124**(4)：374-380, 2001.

17) Spilsbury K, Miller I, Semmens JB, et al：Factors associated with developing cholesteatoma：a study of 45,980 children with middle ear disease. Laryngoscope, **120**(3)：625-630, 2010.

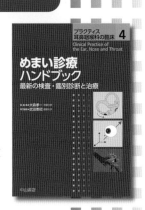

MB ENT, 271：43-49, 2022

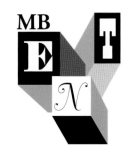

◆特集・子どもの難聴を見逃さない！

慢性中耳炎

小森　学*

Abstract　小児の慢性中耳炎は主に慢性穿孔性中耳炎，慢性化膿性中耳炎，癒着性中耳炎，中耳真珠腫などが対象となってくる．小児では成長発達に伴い側頭骨の発育程度が異なってくることと術後に形態変化を生じやすいことが特徴である．そのため，それぞれの疾患に対して，いつどのような手術を行うのがよいかという点については十分なコンセンサスが得られていない．聴力，耳漏，debris の有無，年齢などを考慮しながら基本的な治療ポリシーをもったうえで個別化して治療する必要があると考える．また，慢性中耳炎において鼓膜所見は非常に重要であり，些細な変化を見逃さないことが肝心である．本稿では疾患ごとにフローチャートなどを具体的に示しながら解説した．

Key words　慢性穿孔性中耳炎（tympanic membrane perforation），慢性化膿性中耳炎（chronic suppurative otitis media），癒着性中耳炎（adhesive otitis media），中耳真珠腫（middle ear cholesteatoma），手術適応（surgical indication）

はじめに

慢性中耳炎の定義は耳鼻咽喉科用語解説集によると「細菌感染の反復や耳管による排泄障害のために，中耳腔や乳突蜂巣の慢性炎症が持続する状態で，鼓膜緊張部の穿孔と持続反復性の粘膿性耳漏を認める」とされている．この定義の中には慢性穿孔性中耳炎，慢性化膿性中耳炎，癒着性中耳炎，中耳真珠腫などが含まれている．これ以外にもコレステリン肉芽腫，鼓室硬化症などがあるものの小児では主に前述の4つが大半であると思われる．中でも小児での慢性中耳炎の多くは鼓膜換気チューブ留置術後（以下，チューブ後）の慢性穿孔性中耳炎であり，いわゆる古典的な慢性化膿性中耳炎は減少してきている．

さて，これら小児での慢性中耳炎ではコンセンサスが得られていない問題がいくつかある．一言で表現するなら「どの疾患に対していつどのような手術を行うのが適しているのか」ということで

ある．小児の手術は術式的には成人と何ら変わらないのであるが，成長発達に伴い側頭骨の発育程度が異なってくることと術後に形態変化を生じやすいことが特徴であることを念頭に置き手術計画をたてることが望ましい．

筆者は耳科手術を本格的にはじめて10年ほどになり約1,000例の手術を経験してきた．特に，中耳真珠腫では初回手術から10年ほど経って経過良好であったお子さんでも再発する症例をいくつか経験した．筆者の恩師が「子どもの真珠腫は一生付き合うつもりで診察と手術をしなさい」と仰っていた理由が最近になってようやく理解できてきた．本稿が成長とともに常に変化していく子どもの難聴を見逃さず適切な介入ができる一助になれば幸いである．

診察の基本

慢性中耳炎の診療で鼓膜所見はもっとも重要な所見であるといっても過言ではない．そのため，

* Komori Manabu，〒216-8511　神奈川県川崎市宮前区菅生 2-16-1　聖マリアンナ医科大学耳鼻咽喉科，教授

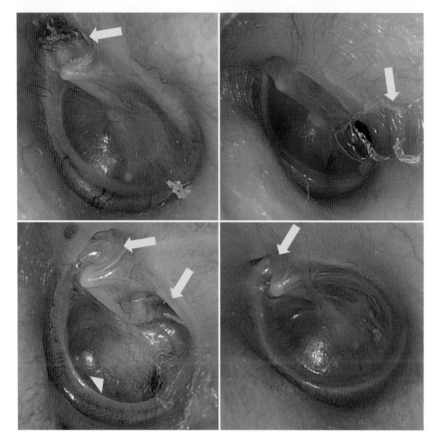

図 1. 些細な鼓膜変化を認める症例

|a|b|
|c|d|

a：中鼓室はきれいだが弛緩部に痂皮（矢印）を認めた．弛緩部型真珠腫 Stage Ⅱ AM の症例

b：自覚的な耳漏はないが，鼓膜後半部に小穿孔と痂皮（矢印）があり耳漏がしばしば出ていたものと推測できる

c：菲薄化した鼓膜が一部岬角に接着しており（矢尻），弛緩部と緊張部の軽度陥凹（矢印）を認める

d：弛緩部の軽度陥凹（矢印）を認める．明らかな debris は認めない

記録が大事な要素となってくる．少なくとも耳漏などで記録が困難な場合を除いて必ず電子スコープでの記録を行うようにしている．経時的な変化のみならず弛緩部のわずかな陥凹，貯留液の有無，石灰化と白色塊の違い，チューブの位置などを確認することが可能である．さらに，実際に記録した画像を保護者と本人へ見せることでインフォームド・コンセントにも役立つ．なにより些細な鼓膜の変化を見逃さないことが難聴を見逃さないコツである（図 1）．

また，いきなり耳の奥をいじられるというのは大人でも抵抗がある処置である．ましてや小児であれば心配と不安がより大きくなると思われる．内視鏡検査はまず本人の顔を映してカメラである

ことを認識させ安心させるところから始まる．そのままモニターを一緒に見ながら耳の奥を診察するという手順が重要である．そして，内視鏡検査は耳処置に慣れてくれるという側面もある．耳垢除去だけであってもモニターで見せてから顕微鏡処置を行うことで「見えない部分の処置に対する不安」を払拭してくれる．筆者の外来では 3 歳以上であれば内視鏡で鼓膜所見を見せた後に顕微鏡処置をすることでスムーズに処置をさせてくれることがほとんどである．

そして，鼓膜所見のみならず小児ではアレルギー性鼻炎や急性鼻炎を見逃さないことも重要である（図 2）．診察中の鼻すすりなどには注意する必要がある．むやみに鼻すすりをしないように指

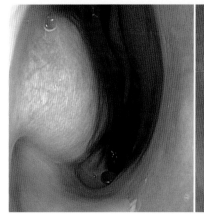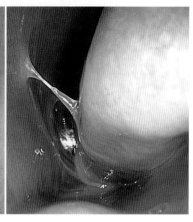

図 2.
アレルギー性鼻炎と急性鼻炎の合併
アレルギー性鼻炎の鼻汁と考えていたら小児では急性鼻炎を併発することも多い
本症例はダニの通年性アレルギー性鼻炎とスギの季節性アレルギー性鼻炎がある

導するだけではなく，鼻すすりの原因を見逃さないことも重要である．2020年版鼻アレルギー診療ガイドラインの疫学調査では通年性アレルギー性鼻炎も増加しているが，特に小児でのスギ花粉症患者が増加している．そのため慢性中耳炎のお子さんでアレルギー性鼻炎を疑う場合には積極的にアレルゲン検査を行い必要であれば舌下免疫療法などを導入している．

基本的な手術方法

慢性中耳炎の手術は鼓室形成術と乳突削開術を組み合わせる必要がある．慢性穿孔性中耳炎において乳突削開術は通常必要なく，耳漏症例や術前CTで軟部濃度陰影などを認める慢性化膿性中耳炎では乳突削開術を施行している．そのため，耳漏を伴わない症例では基本的に内視鏡下での手術としている．癒着性中耳炎でも乳突削開術が不要な症例が多く，内視鏡下での手術が多い．中耳真珠腫に関しては進展度に応じて検討しているが，小児では外耳道後壁保存型鼓室形成術（もしくは外耳道後壁削除・乳突非開放型鼓室形成術）を行うことに異論はないと考えている．入院期間は明らかな感染耳では術前から抗菌薬点滴を数日行うが，通常は前日入院として術後1〜3日程度の入院期間としている．

耳内パッキングは内視鏡下手術では外耳道内を少量ゼラチンスポンジで被覆し，耳後切開で外耳道後壁皮膚を剥離した場合でも外耳道内にゼラチンスポンジを挿入しているのみでガーゼパッキングは行っていない．そして，内視鏡での手術，顕

微鏡での耳後切開にかかわらずテープかぶれなどの観点から術後の包帯圧定は行っていない（人工内耳植込術など異物を挿入する場合では耳後部の剥離部分が多くなることと血腫形成が術後創部感染のリスクとなるため包帯圧定をしている）．小児では耳後切開部の縫合は皮膚接着剤を使用し抜糸処置がないようにし，外耳道処置については退院時に点耳薬を処方し外来時に耳内のゼラチンスポンジを除去するようにしている．

また，小児にかかわらず耳科手術後の生活制限はどの程度が妥当であるかについてもコンセンサスは得られていない．根拠に乏しいが骨折などの安静期間が約2週間程度であることから，術式にかかわらず少なくとも術後2週間は激しい運動は避けてもらうように指導している．また，水泳などについても水遊び程度は術後2週間頃から許可している．潜水など気圧変化を伴う運動については最低1ヶ月避けるよう指導している．

慢性穿孔性中耳炎

滲出性中耳炎の治療で行われるチューブ後の症例が多く，外傷性鼓膜穿孔の症例がたまに含まれる．チューブ後の穿孔では耳小骨連鎖については異常がなく，耳漏は断続的もしくは認めないことも多いが，鼓膜石灰化は比較的高頻度に生じている．通常は難聴の程度は穿孔面積の大きさに比例するとされるが小児期の鼓膜単純穿孔は比較的大きい場合でもそれほど大きな難聴を呈していないこともある．理論的には鼓膜大穿孔の場合には40dB（面積比25dB，テコ比2.5dB，遮閉効果12dB）

の気骨導差を生じる．小児では骨導検査が難しい側面もあるが，気導聴力検査のみでも健聴側と比較することで思わぬ難聴を見逃さないことが重要である．また，当然であるが鼓膜穿孔がある場合にはオージオグラムで stiffness curve となることが多い．

側頭骨発育の側面からみると，側頭骨 CT では含気は良好であることが多いが，滲出性中耳炎罹患症例であるため，側頭骨発育は若干抑制されている症例もある．手術時期は健側の滲出性中耳炎の経過なども参考になる．また，明らかに発育が抑制されている症例では手術時期を遅らせる必要もあると考えている．

外傷性鼓膜穿孔の場合には，耳小骨離断などを認めることがあるため純音聴力検査が難しい年齢での外傷性鼓膜穿孔では鼓膜閉鎖を認めた後で必ず DPOAE（歪成分耳音響放射）検査を行うようにしている．さらに，手術の際には必ず耳小骨連鎖を確認して術後の聴力改善不成功を見逃さないことが重要である．自験例では鼓膜穿孔がなく気骨導差が大きいために耳小骨奇形疑いとして鼓室形成術を施行したところアブミ骨両脚が骨折していた症例を経験している．この症例では後に問診を詳細にしたところ幼小児期に耳かき外傷の既往があったことが判明した．

慢性穿孔性中耳炎の手術時期に関する報告は数多く存在するが一定のコンセンサスは得られていない．就学前に行ったほうが就学後の水泳に影響がないという報告もあれば，耳管機能や側頭骨発育の落ち着く 10〜12 歳以降（小学校 4 年生以降）に行うべきだという考え方もある．しかしながら，首都圏では小学校高学年になると中学受験のために通塾が始まるお子さんも多いため長期休暇での手術が難しいという社会的事情が加わることもある．肝心なのはそれぞれの耳の状態と社会的事情を考慮して手術時期を見逃さないことである．そのため個別に治療方針を考える必要があるが筆者は以下の観点で手術適応としている．

1．耳処置が可能か？

就学前でも耳処置が可能なお子さんは多く，その場合は就学前でも手術は可能であると考える．その場合の最低年齢は概ね 5〜6 歳であると考えている．また，外来での耳処置が可能な際には最初に鼓膜穿孔閉鎖薬（リティンパ®）を使用するのも一考だと考える．

例外として発達障害などを合併している場合には成長後はより暴れることが多く外来での処置が困難になるため低年齢でも一度は手術を行い，少しでも通院頻度を減らせるようにしている．

2．耳漏の回数は年何回か？

抗菌薬の点耳などで 1 週間以内に改善する程度の耳漏であれば年に 2〜3 回までは許容範囲と考えている．逆に 3 ヶ月に 1 回程度生じる場合には手術を勧めている．自覚的に耳漏がない場合でも図 1 のように他覚的に少量の耳漏の痕跡を認めることはあるため鼓膜所見で耳漏の痕跡を見逃さないことも必要である．

3．聴力はどの程度か？

純音聴力検査で平均 35 dB 以上の難聴がある場合にはなるべく早めに行うこととしている．逆にそれ以下であれば慎重に経過をみつつ 10 歳以降まで待機している．

慢性化膿性中耳炎

減少してきてはいるものの年に数例は認める．多くは CT で乳突腔までの軟部濃度陰影を認めており，一部に耳小骨の脱灰を認める症例もある．基本的には保存的に消炎をしつつ外耳道後壁保存型鼓室形成術の適応であると考えている．術中は肉芽からの出血が比較的多いが，肉芽の徹底的な除去を行うことで出血はコントロールされる．また，穿孔部は感染に強い軟骨を使用した鼓膜再建を行うことが多い．慢性穿孔性中耳炎と慢性化膿性中耳炎の治療フローチャートを別に示す（図 3）．

癒着性中耳炎

頻度は減少してきているが一定数存在する．長

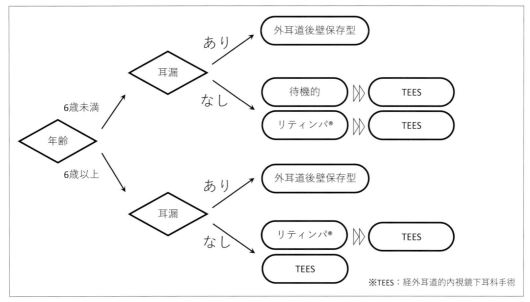

図 3. 慢性穿孔性中耳炎・慢性化膿性中耳炎の治療フローチャート

期的な合併症予防のために早期手術を推奨する報告もあるが，小児例では鼓膜の全面癒着例は少ないことが多いため，鼓膜換気チューブ留置術を行いつつ，自己通気の指導を行いながら慎重に経過を診ることを主軸に手術適応を決定している．いつどこで手術を行うかについては慢性穿孔性中耳炎や慢性化膿性中耳炎とある程度考え方は一緒であるが，癒着性中耳炎は緊張部型真珠腫 Stage Ⅰa と同義であるため debris の有無を見逃さないことが重要である．

1．debris があるか？

緊張部の耳漏や debris の有無と頻度を確認している．小児であることから保存的治療は点耳薬と吸引処置が主体となるが，それでも除去できない debris が増加した際には手術適応であると考えている．手術の場合には内視鏡下手術を基本としつつ，軟骨を使用した cartilage tympanoplasty を第一選択としている．

2．年齢はどの程度か？

保存的加療で聴力が問題なく debris がなければ保存的に経過をみているが，10 歳を過ぎた段階で一度はチューブ抜去を検討する．抜去後に再度癒着を認めてきた場合には再度チューブ留置を検討するか cartilage tympanoplasty を提案している．

中耳真珠腫

小児期では先天性真珠腫が多く，全国調査によると 10 歳までは約 74％が先天性で，16％が弛緩部型，9％が緊張部型である．10 代では 24％が先天性で 56％が弛緩部型，17％が緊張部型と後天性真珠腫が増加してくる[1)2)]．

中耳真珠腫は手術が基本的な治療であるため年齢については特に制限はしていない．ただし，筆者が手術を施行した最少年齢は 1 歳であるが，術後処置に少し苦労したため，ある程度の年齢までは慎重に経過を診ることも必要であると考えている．病態は先天性でも後天性でも基本方針は真珠腫の徹底的な除去と聴力再建，再発予防となる．また，術式選択にかかわることであることから進展度評価をしっかり術前に行うことも重要である[3)4)]．しかしながら，MRI 検査は小児であることから行わないことがほとんどである．先天性も後天性も Stage Ⅰ症例については鼓膜所見である程度再発の有無がわかるため一期手術でよいと考えるが，小児の場合，比較的乳突腔の発育が良好であるために真珠腫が細かく蜂巣に入り込むことが多く成長発育に伴い思わぬ再発を生じることもある．再発を見逃さないためには Stage Ⅱ以上では段階手術を選択するほうがよい症例が多いと考え

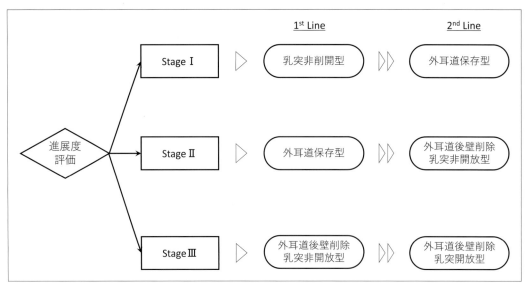

図 4. 中耳真珠腫の進展度に応じた治療フローチャート

ている．術式選択については乳突非削開型鼓室形成術もしくは外耳道後壁保存型鼓室形成術とし，外耳道後壁が広範に破壊されている場合においても予期せぬ合併症や再発を生じることがあるため硬素材での外耳道再建を行うこととしている．

　現在は中耳真珠腫進展度分類2015で進展度を評価することで，ある程度術式選択の標準化がなされてきている．また，鼓室形成術の術式，副分類などには一度しっかりと目を通すことで自施設の術式や術後成績などを客観的に捉えることができる[5]．図4に進展度評価からみた術式選択の考えを示す．

両側罹患症例

　両側罹患症例についても方針が難しいと考えている．慢性穿孔性中耳炎の両側罹患例では補聴器装用を回避する目的から少し早めに手術時期を考えてもよいと思う一方で補聴器を装用しながら成長を待つという選択肢もあると考える．保護者の方とよく相談をしたうえで方針を決定するべきだろう．

　また，両側先天性真珠腫の進展例が見逃されており言語発達遅滞を生じた3歳児例を経験したことがある．この症例では補聴器装用をまず行い聴覚補償をした状態で両耳の段階手術を行った．言語力は約2年で健聴児と同等までcatch upした

が，両側ともにアブミ骨上部構造が消失しており，聴力改善成功はしたものの裸耳では軽度難聴が残っており現在も幼稚園では補聴器装用を継続している．本稿では触れないが両側先天性アブミ骨底板固着症などの取扱いも未だに決着がつかない問題である．

術後一側性難聴

　手術をしても一側性難聴が残る症例もある．特に，中耳真珠腫については手術で真珠腫の制御は可能であったが聴力成績で十分な成績が残せない症例が一定数存在する．聴力改善率は全国調査では先天性真珠腫では64.1%であったことからも約1/3の症例では一側性難聴が生じていることとなる．本稿では述べていないが耳小骨奇形でも外耳道狭窄を伴う場合には鼓膜面積の関係から必ずしも十分に聴力改善されない場合も多い．このような術後の一側性難聴については今まで議論がなされていることは少ないが，小児においては術後一側性難聴に関して学校生活や勉強面で配慮する必要があるとともに<u>片側難聴からのQOL低下を見逃さないためにも補聴器装用を検討してもよい</u>のではないかと考えている．

おわりに

　慢性中耳炎では聴力改善手術の進歩は素晴らし

く，機器の進歩によってより低侵襲手術も可能となってきた．入院期間は非常に短くなり術後の圧定なども行わなくなってきた．耳科手術医は可能な範囲で聴力改善手術での治癒を目指すべきであると思うと同時に聴力改善の限界もみえてきている．今後は患者QOLを如何にして向上させていくべきかを考える時代であると考える．聴力改善手術だけでなく補聴器や人工聴覚器などを上手く融合させてより患者のためになる治療に繋げていきたい．

参考文献

1）小森　学，東野哲也，阪上雅史ほか：中耳真珠腫進展分類2015を用いた全国真珠腫手術症例登録結果報告．Otol Jpn, **27**(2)：83-89, 2017.
　Summary　進展度分類を用いた全国調査．1,787症例の検討を行い，真珠腫新鮮症例における疫学調査と術式選択の実態調査を行い報告している．

2）Komori M, Morita Y, Tono T, et al：Nationwide survey of middle ear cholesteatoma surgery cases in Japan：Results from the Japan Otological society registry using the JOS staging and classification system. Auris Nasus Larynx, **48**(4)：555-564, 2021.
　Summary　2016年に行った全国調査と2018年に行った予後調査について報告している．予後調査は1,456症例を検討し，再発予後と聴力予後についての短期成績を報告している．

3）東野哲也，橋本　省，阪上雅史ほか：中耳真珠腫進展度分類2015改訂案．Otol Jpn, **25**(5)：845-850, 2015.

4）Yung M, Tono T, Olszewska E, et al：EAONO/JOS joint consensus statements on the definitions, classification and staging of middle ear cholesteatoma. J Int Adv Otol, **13**(1)：1-8, 2017.
　Summary　日本耳科学会と欧州耳科学会が合同で提言した進展度分類案である．本邦と異なる点としてhidden areaとして前鼓室(P)に対してS1，鼓室洞に対してS2と定義している．

5）山本　裕，伊藤真人，佐藤宏昭ほか：上鼓室・乳突腔病巣処理を伴う鼓室形成術の術式名称について(2020)．Otol Jpn, **30**(4)：347-348, 2020.

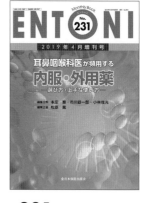

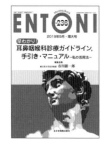

MB ENT, 271：51-60, 2022

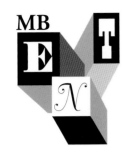

◆特集・子どもの難聴を見逃さない！

聴器の形成異常

杉本寿史*

Abstract 先天的に聴器に形成異常をもつ疾患の病態およびその対処法について述べた．耳介の奇形に対しては主に整容面の改善と感染制御を目的とした治療が主体となる．外耳道狭窄症および外耳道閉鎖症においては，従来の外耳道形成術および骨導補聴器に加えて，近年著しく発達を遂げている人工聴覚器が有用となるであろう．耳小骨奇形においてはアブミ骨固着がある場合の対処法が手術成功の鍵をにぎる．内耳奇形はその形態により人工内耳の適応，術式，電極の種類が異なるものとなるため，形態分類を正しく把握することが重要である．

Key words 先天性耳瘻孔(congenital ear fistula)，小耳症(microtia)，副耳(accessory ear)，先天性外耳道狭窄(congenital aural stenosis)，先天性外耳道閉鎖症(congenital aural atresia)，耳小骨奇形(ossicular malformation)，内耳奇形(inner ear malformations)，蝸牛管異常(cochlear aperture abnormalities)

はじめに

　聴器は耳介，外耳，中耳，内耳に分類され，それぞれの部位において先天的に形成異常を呈する疾患が存在する．代表的疾患を部位別に分けると下記のようになる．

耳介：先天性耳瘻孔，小耳症，副耳

外耳道：先天性外耳道狭窄，先天性外耳道閉鎖症

中耳：耳小骨奇形

内耳：内耳奇形，蝸牛管異常

　これらの形成異常が患者にもたらす障害としては，整容的な問題に現局したものから，感染を繰り返すことで日常生活に支障をきたすもの，難聴が存在することで成長発達にかかわるものまで多種多彩である．今回，特に治療の介入を要する病態に焦点をあて，文献を参考にその形態的特徴と対処法について述べたいと思う．

耳　介

1．先天性耳瘻孔

1）病態，特徴

　発生頻度は100人に1〜2人とされる．第一，第二鰓弓由来の耳介結節とよばれる6個の小隆起が胎生4週頃に形成され，胎生12週頃に癒合して耳介が形成されるが，その癒合不全によって先天性耳瘻孔が生じる[1)2)]．耳前部にもっとも多くみられ（図1），全体の約9割を占めるが，それ以外に耳輪脚基部や後耳輪部など，様々な位置に発生し得る．両側性は全体の23〜50％と報告されている[3)]．耳前部の瘻孔の場合，瘻管が耳介軟骨を貫いて存在することもある．通常は感染がなければ無症状であるが，感染を繰り返す場合手術適応となる．

2）対処法

　感染により瘻孔周囲の皮膚の発赤や腫脹，白色分泌物を認める場合は抗菌薬投与を行う．原因菌は多くの場合黄色ブドウ球菌であるため，感受性

* Sugimoto Hisashi，〒 920-8641 石川県金沢市宝町 13-1　金沢大学医薬保健研究域医学系耳鼻咽喉科・頭頸部外科学，准教授

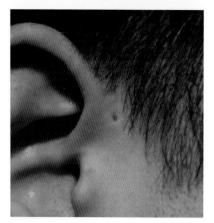

図 1. 耳前部の先天性耳瘻孔

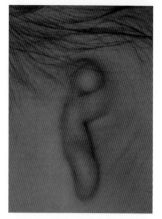

図 2. 外耳道閉鎖を伴う小耳症

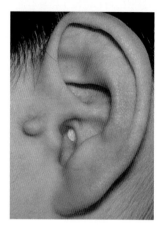

図 3. 副耳

の高い第1世代セフェム系が第一選択となる. 感染を反復する場合や, 膿瘍形成のために切開排膿を要するような感染を起こした場合には手術の適応となる. 手術は瘻管の完全な摘出が必要であり, 軟骨を貫いて存在する場合には軟骨も含めて摘出する.

2. 小耳症

1）病態, 特徴

先天性小耳症は10,000〜15,000人に1人発生する比較的稀な先天性疾患であり[4], 本邦では年間約100人前後出生する[5]. 小耳症は外耳道閉鎖・狭窄症を高率に合併する（図2）.

2）対処法

片側性が90%であるため反対側の聴力は正常であることがほとんどである. 外表形態異常に対し, 本邦では形成外科が中心となって治療を行っている.

3. 副 耳

1）病態, 特徴

生下時から耳周囲に隆起が発生している状態（図3）で, その形態は様々である. 発生頻度は1.5%とされ, ほとんどが機能的異常を認めない.

2）対処法

小さいものや軟骨を含まないものは, 生直後に絹糸やナイロン糸で結紮して壊死して自然脱落させることがある. 軟骨を含むものは結紮しても不完全に隆起が残ることがあり, 皮下の軟骨を含めて切除して縫合する. 耳珠などに軽度の変形などがある場合には同時に修正する.

外耳道

1. 先天性外耳道奇形の分類

外耳道奇形の分類には様々なものがあるが, 有名なものはWeerdaら[6]のものである（図4）. 下記の如くType A〜Cに分類している. Type A：皮膚異常のない狭窄した外耳道. Type B：内側が骨性閉鎖板で終わる部分的に発育した外耳道. Type C：完全に骨性閉鎖した外耳道.

2. 対処法

1）外耳道狭窄症

小耳症や中耳奇形を合併している場合があり, 手術を行う際にはその対応にも留意する必要がある. 小耳症が合併している場合は形成外科と連携し, 手術時期や手術法をすり合わせる必要がある. また, 中耳奇形が存在する場合には連鎖再建やアブミ骨手術を行う準備が必要となる. 手術ア

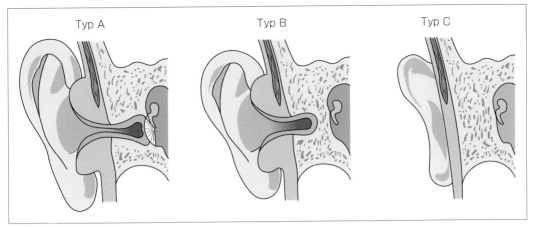

図 4. Weerda らの分類
Type A：皮膚異常のない狭窄した外耳道．Type B：内側が骨性閉鎖板で終わる
部分的に発育した外耳道．Type C：完全に骨性閉鎖した外耳道
（文献 6 より引用）

プローチの方法は個々の症例によりバリエーションがあり，様々な施設で工夫がされているが，大切なことは術後の再建外耳道が再狭窄しないよう工夫すること，鼓膜の lateralization を防ぐことであると考えられる．

2）外耳道閉鎖症

外耳道閉鎖症に伴う伝音難聴に対する治療法としてこれまで外耳道形成術と骨導補聴器による補聴がメインチョイスであった．先天性外耳道閉鎖症には anterior アプローチ（one tunnel 法）[7]，posterior アプローチ（経乳突洞法）[7]，両アプローチを併用した combined アプローチ[8]などが開発されてきた．しかし，外耳道の感染や再狭窄などにより，いったん改善した聴力が再び悪化することがある．また，骨導補聴器は大きな振動子を側頭部に圧着固定する必要があるためヘッドバンドタイプやメガネ型のものしかなく，審美的な問題で使用を断念する患者が多かった．これらの問題点を解決するため，近年新たな補聴手段として軟骨伝導補聴器，BAHA，BONEBRIDGE，Vibrant Soundbridge（以下，VSB）などの人工聴覚器を用いた治療が実施され始めている．

軟骨伝導補聴器：質量の小さい軟骨を振動させるため振動子は小型軽量である．固定のためのヘッドバンドは不要で，接触させるだけで振動が軟骨に良好に伝わるため圧着も不要である．振動子を耳甲介腔に挿入し固定できるため装用感，審

美性に優れている．装用効果は既存の補聴器と同等以上である[9]．

BAHA：埋め込み型骨伝導補聴器（bone anchored hearing aid；BAHA）は側頭骨に補聴器を埋め込むことで，音の振動を直接骨を介して内耳に伝えるシステムである[10]．音の振動エネルギーがチタン製のインプラントを介して直接骨に伝わる．振動端子に接続したサウンドプロセッサが音声をデジタル処理して振動に変換し，頭蓋骨の骨伝導を利用して側頭骨から内耳（蝸牛）へ振動を伝えるため非常に良好な聴力を得ることができる．

BONEBRIDGE：BAHA はインプラントの接合子の部分が皮膚から突出するため皮膚トラブルが多く[11]審美的にも問題があった．そこで，振動子自体も側頭部に埋め込み，外部装置を磁力で装着させるインプラント（BONEBRIDGE）がオーストリアの MED-EL 社により開発された．頭皮から突出するパーツがないため，皮膚トラブルは皆無である．2021 年 9 月に保険収載が決まり日本でも今後この治療により恩恵を受ける難聴者が増えることが予想される．

VSB：人工内耳と同様，体内部と体外部からなり，アブミ骨あるいは蝸牛窓に固定した振動子が振動することにより，内耳に直接振動を伝えることが可能である．日本での使用は 2015 年に薬事承認が下り 2016 年に保険承認された．このデバイスは直接内耳に振動を加えることができることから

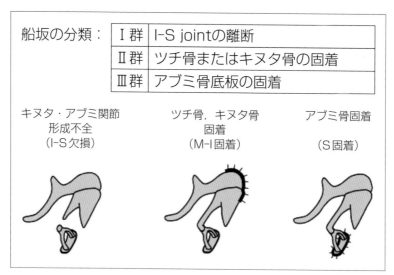

船坂の分類：

Ⅰ群	I-S jointの離断
Ⅱ群	ツチ骨またはキヌタ骨の固着
Ⅲ群	アブミ骨底板の固着

キヌタ・アブミ関節
形成不全
(I-S欠損)　　　ツチ骨，キヌタ骨
固着
(M-I固着)　　　アブミ骨固着
(S固着)

図 5. 船坂の分類
（文献 15 より改変）

表 1. Cremers の分類

Class	Anomaly	Subclassification	
Ⅰ	Isolated stapes footplate fixation		
Ⅱ	Stapes fixation with another congenital ossicular chain anomaly	a.	Ossicular discontinuity
		b.	Epitympanic fixation
		c.	Tympanic fixation
Ⅲ	Anomaly of ossicular chain but mobile stapes footplate	a.	Ossicular discontinuity
		b.	Epitympanic fixation
		c.	Tympanic fixation
Ⅳ	Congenital aplasia/dysplasia of the oval window or round window	a.	Aplasia
		b.	Dysplasia
		b1.	Abnormal facial nerve
		b2.	Persistent stapedial artery

（文献 16 より引用）

補聴器に比べて周波数の歪みが少なく，過渡応答特性に優れている[12]．

中　耳

1．中耳奇形の分類

　本邦では船坂の分類[13][14]が広く用いられている（図5）．Ⅰ群：キヌタ・アブミ関節形成不全，Ⅱ群：ツチ骨もしくはキヌタ骨の固着，Ⅲ群：アブミ骨固着，の3つに奇形を分ける方法である．これらの型の単独例はmonofocal型，複数合例はmultifocal型として扱われる[15]．一方，Cremersら[16]はアブミ骨手術の必要性の有無に主眼を置き，1993年に下記のような分類法を提唱している（表1）．Class Ⅰ：アブミ骨底板の固着のみ，Class Ⅱ：他の耳小骨奇形を伴うアブミ骨固着，Class Ⅲa：離断を伴う耳小骨奇形（アブミ骨の可動良好），Class Ⅲb：キヌタ骨またはツチ骨の固着（アブミ骨の可動良好），Class Ⅳ：卵円窓または正円窓の形成不全または奇形．

2．手術治療

　Cremers らが重要視しているようにアブミ骨固着の有無が術後聴力成績を分ける要因となりうる．アブミ骨底板が菲薄であることが多いことに加えてキヌタ骨長脚の変形や欠損の合併が存在することで手術難易度が上がるためと考えられる．特に，キヌタ骨長脚の欠損がある場合はマレウスアタッチメントピストンを用いる必要があり，また鼓室の狭小化や耳小骨の位置異常を伴う場合に

表 2. Sennaroglu and Saatci の分類

蝸牛の奇形	ミシェル奇形（Michel deformity）		迷路の完全な無形成
	cochlear aplasia		蝸牛の無形成
	common cavity		蝸牛・前庭の未分化な嚢状奇形
	cochlear hypoplasia（小さな蝸牛）	type Ⅰ	小さな蕾状蝸牛
		type Ⅱ	嚢状低形成蝸牛，蝸牛軸なし
		type Ⅲ	2 回転未満の蝸牛，蝸牛軸あり
		type Ⅳ	基底回転正常，中～頂回転低形成
	incomplete partition	type Ⅰ	蝸牛・前庭の低形成
		type Ⅱ	Mondini 奇形
		type Ⅲ	蝸牛軸なし，X 連鎖性遺伝
前庭の奇形	迷路無形成（Michel），common cavity，前庭無形成・低形成，前庭拡大		
半規管の奇形	無形成，低形成，拡大		
内耳道の奇形	無形成，狭窄，拡大		
前庭水管と蝸牛小管の奇形	拡大あるいは正常		

（内藤　泰：内耳奇形の画像診断．専門医通信，118：1081，2015．より改変）

（文献 19，25 より引用）

は個々の症例に合わせた工夫が必要となる．アブミ骨固着を伴う中耳奇形は単純な耳硬化症に比し術式のオプションが多彩であるため，手術前にあらゆる準備をしておく必要がある．また，稀ではあるが，Class Ⅳ の卵円窓欠損症例は術前に確定診断することが困難であるため，① 開窓部位はさじ状突起の後下方 1.5 mm であること[17]，② 開窓はすり鉢状に薄く削開した後に大きめにすること[18]，③ 顔面神経走行異常を伴うことがあり注意が必要であること，などの知識をあらかじめもっておく必要がある．

内　耳

1．内耳奇形の分類

内耳奇形の分類には様々なものがあるが，現在世界標準的に用いられているものは Sennaroglu and Saatci の分類[19)~21)25)] である（表 2）．この分類は蝸牛奇形を形態で区別しており，人工内耳手術を行ううえで非常に有益な情報をもたらしてくれる．この分類に沿ってそれぞれの奇形の形態学的特徴を CT 所見にて説明し，さらにその対処法についても述べたい．

1）ミシェル奇形（Michel deformity）

（1）形態的特徴

内耳構造が完全に欠如する．通常耳小骨は存在

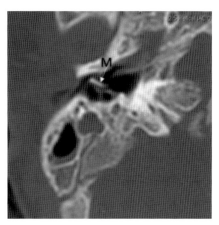

図 6．ミシェル奇形（Michel deformity）
蝸牛，前庭，半規管，前庭水管，蝸牛水管の欠損．通常耳小骨は存在（M＝malleus）
（文献 21 より引用）

する（図 6）．

（2）対処法

内耳発達がないため人工内耳は無効であり，脳幹インプラント（ABI）のみが唯一の難聴改善手段である[21]．

2）Cochlear aplasia

（1）形態的特徴

蝸牛が欠如し，前庭や半規管は正常（図 7-A），または拡大や低形成などの異常がみられる（図 7-B）．顔面神経の偏位を伴う．

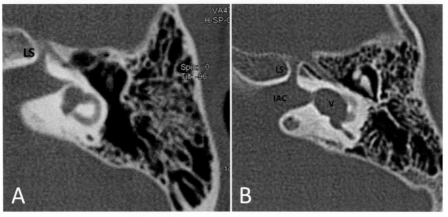

図 7. 蝸牛の無形成（Cochlear aplasia）
A：迷路が正常な蝸牛無形成
B：拡大した前庭（V）を伴う蝸牛無形成
顔面神経の迷路部（LS）は前方に偏位している
IAC；internal auditory canal
（文献 21 より引用）

（2）対処法

ABI が唯一可能な手術法である[22]．

3）Common cavity

（1）形態的特徴

蝸牛と前庭が共通する一つの腔となっている．
Cochlear aplasia との鑑別が重要である．Com-
mon cavity では cavity の中央に内耳道が合流し
ている（図 8）．Cochlear aplasia では内耳道底の後
外側に前庭に該当する腔が存在するのみである
（図 7）．

（2）対処法

Transmastoid labyrinthotomy を施行し電極は
ストレートタイプを用いる方法が報告されてい
る[23]．この方法は腔内の辺縁に電極を置くことが
でき，神経組織へのコンタクトが良好となる．腔
のサイズにはバリエーションがあるため，電極の
長さの選定は重要である．蝸牛神経と前庭神経が
欠損している場合や，内耳道が欠損している場合
は ABI が初回治療として考慮される．

4）Cochlear hypoplasia（CH）

（1）形態的特徴

蝸牛の大きさが正常よりも小さいグループで，
4 型に分類される．CH-Ⅰ（bud-like cochlea）：内
耳道から連続する，つぼみ状の蝸牛（図 9-A）．
CH-Ⅱ（cystic hypoplastic cochlea）：蝸牛全体は
正常よりも小さいが，骨性の輪郭は正常と同様で

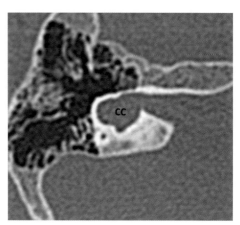

図 8．Common cavity（CC）：卵形または
円形の嚢
（文献 21 より引用）

ある．骨性蝸牛軸が存在せず，内耳道との広い交
通がある（図 9-B）．CH-Ⅲ：（Cochlea with less
than 2 turns）蝸牛軸が短く，回転数も少ない（2 回
転未満）（図 9-C）．CH-Ⅳ（Cochlea with hypoplas-
tic middle and apical turns）：基底回転は正常だ
が中～頂回転は著しく低形成（図 9-D）．

（2）対処法

伝音難聴または混合性難聴を呈する CH（とく
に CH-Ⅲと CH-Ⅳ）は，アブミ骨固着を伴うこと
があり，アブミ骨手術が有用であることがある．
軽度～中等度の感音難聴を呈するタイプでは補聴
器により正常な言語発達が見込まれる．しかし，

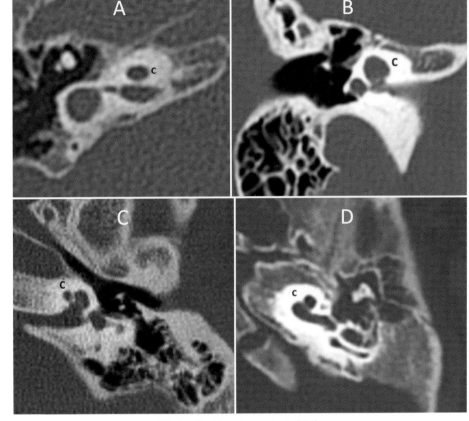

図 9. Cochlear hypoplasia（CH）
A：CH-Ⅰ．内耳道からつづくつぼみ状の蝸牛
B：CH-Ⅱ．蝸牛全体は正常よりも小さいが，骨性の輪郭は正常と同様．
　　骨性蝸牛軸が存在せず，内耳道との広い交通がある
C：CH-Ⅲ．蝸牛軸が短く回転数も少ない（2回転未満）
D：CH-Ⅳ．基底回転は正常だが中～頂回転は著しく低形成
C：cochlea
（文献 21 より引用）

ほとんどの CH の患者は高度～重度の難聴をもち，蝸牛神経が存在すれば人工内耳装用が妥当な選択肢となる．半規管（特に外側半規管）に異常がある場合，顔面神経走行異常を伴うため手術時に注意を要する．蝸牛が低形成な場合は，鼓室岬角の形態異常があるため正円窓の同定が困難である．このような場合には，経外耳道的なアプローチの追加が必要となる．蝸牛の回転数が少なく鼓室階が狭いため，細く短い電極の使用が推奨される．内耳道低形成を伴う CH においては ABI がもっとも適した選択肢となる[21]．

5）Incomplete partition（IP）

（1）形態的特徴

蝸牛の大きさは正常と同様であるが，蝸牛回転間の骨性隔壁や，蝸牛軸など蝸牛内の骨性構造に欠損がみられ，以下の3型に分類される．IP-Ⅰ：蝸牛軸と蝸牛内の骨性隔壁がない蝸牛．拡大した前庭（図 10-A）．IP-Ⅱ：蝸牛内部の基底回転の部分のみ骨性隔壁が存在し，上方回転では欠損している．蝸牛軸も基底回転のみに存在し上方回転にはない．中回転と頂回転の蝸牛は囊状に融合してみえる（図 10-B）．IP-Ⅲ：蝸牛内隔壁は存在するが蝸牛軸は完全に欠損している（図 10-C）．X 連鎖性遺伝である．

（2）対処法

IP-Ⅰ：多くの IP-Ⅰ の患者は高度から重度の感音難聴を示す．そのほとんどが人工内耳の適応となる．蝸牛の大きさは正常であるため，25 mm 程

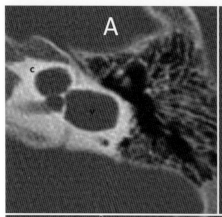
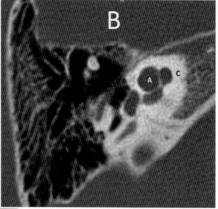
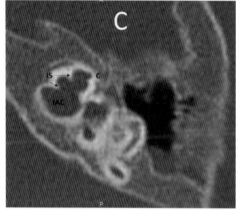

図 10.
Incomplete partition（IP）
　A：IP-I．蝸牛軸と蝸牛内の隔壁がない蝸牛，拡大した前庭
　B：IP-II．頂部が嚢状の蝸牛
　C：IP-III．蝸牛内隔壁は存在するが蝸牛軸は完全に欠損している
C；cochlea，V；vestibule，A；cystic apical part，IS；interscalar septa，IAC；internal auditory canal
（文献 21 より引用）

度のストレート電極の使用が推奨される．FORM 24（Med El）はこのようなケースに対して好ましい[21]．髄液漏予防に円錐形のストッパーが用いられる[24]．2×2 mm の筋膜も貫通させて同時に挿入すると閉鎖効果も高くなる．gusher の際には髄液漏を確実に止めることが重要である．IP-I においては蝸牛神経の形成不全が存在する可能性があるため，人工内耳の適応とはならないことがある．その場合，ABI が適応となる．IP-II：幼少時期にはほぼ正常な聴力であり，補聴の必要がないことがある．変動しながら徐々に難聴は進行し補聴器の適応となる．通常さらに難聴は進行し最終的には人工内耳の適応となる．内耳に拍動性の高い髄圧がかかることが難聴進行の原因であると推測されている．頭部外傷による難聴悪化を防ぐため，スポーツ時にはヘルメット着用が推奨される．基底部の蝸牛軸は正常であるため人工内耳の電極の種類は問われない．すべてのケースにおいて蝸牛神経が存在するため ABI の適応にはならない．IP-III：中等度～高度の混合難聴または感音

難聴の患者には補聴器が勧められる．重度難聴の患者は人工内耳の適応となる．蝸牛軸が欠損し基底回転の大部分が欠損しているため人工内耳手術中の gusher は必発であり，電極の内頸動脈管への偏位が起きる可能性もある．したがって，術中に電極の位置確認が必要である．ストレート電極が勧められる．蝸牛内の隔壁が厚い場合は蝸牛内体積が小さくなるため短い電極が勧められる．すべての IP-III の患者は正常な蝸牛神経を持つため ABI は適応とはならない[21]．

6）前庭水管の異常
（1）形態的特徴
　前庭と後頭蓋窩開口間の中央部分で径が 1.5 mm を超える場合に拡大ありと判断される[21]，典型的なものは IP-II でみられる（図 11）

7）Cochlear aperture abnormalities（蝸牛神経管の異常）
（1）形態的特徴
　蝸牛神経管の狭小（図 12-A，B）と欠損（図 12-C，D）がある．

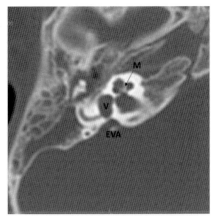

図 11. 前庭水管の異常
前庭と後頭蓋窩開口間の中央部分で
径が 1.5 mm を超える場合に拡大あ
りと判断される
EVA；拡大した前庭水管, M；蝸牛
軸, V；正常な前庭
（文献 21 より引用）

(2) 対処法

　蝸牛神経管の低形成においてはまず補聴器にて
対処する．効果が十分でない場合は人工内耳の適
応となり，その効果が不十分な場合 ABI が必要と
なる．蝸牛神経管が無形成の場合は ABI が第一選
択となる[21]．

参考文献

1) 千田いずみ，田村公一，武田憲昭：先天性耳瘻
孔．日本小児耳鼻咽喉科学会（編）：98-103，小
児耳鼻咽喉科　第 2 版．金原出版, 2017.

2) Kim JR, Kim DH, Kong SK, et al：Congenital
periauricular fistulas：possible variants of the
preauricular sinus. Int J Pediatr Otorhinolar-
yngol, **78**：1843-1848, 2014.

3) An SY, Choi HG, Lee JS, et al：Analysis of
incidence and genetic predisposition of preau-
ricularsinus. Int J Pediatr Otorhinolaryngol,
78：2255-2257, 2014.

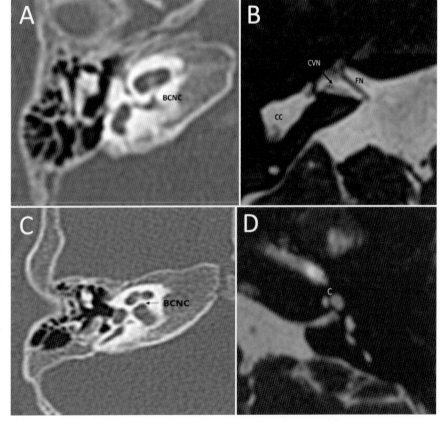

図 12.
蝸牛神経管の異常
　A，B：蝸牛神経管の
　　狭小
　C，D：蝸牛神経管の
　　欠損
BCNC；蝸牛神経管,
CVN；cochleovestibular
nerve , FN；facial nerve,
CC；common cavity,
C；cochlea
（文献 21 より引用）

4) Harris J, Kall ä en B, Robert E：The epidemiology of á anotia and microtia. J Med Genet, **33** (10)：809-813, 1996.

5) Okajima H, Takeichi Y, Umeda K, et al：Clinical analysis of 592 patients with microtia. Acta Otolaryngol Suppl, **525**：18-24, 1996.

6) Weerda H：Verletzungen, Defekte und Anomalien：S105-226. Chirurgie der Ohrmuschel. Thieme, 2004.

7) De La Cruz A, Linthicum F, Luxford W：Congenital atresia of the external auditory canal. Laryngoscope, **95**：421-427, 1985.

8) Molony TB, De La Cruz A：Surgical approach to congenital atresia of the external auditory canal. Otolaryngol Head Neck Surg, **103**：991-1001, 1990.

9) 西村忠己：専門医通信　軟骨伝導補聴器の特徴と適応．日耳鼻会報, **121**：1306-1308, 2018.

10) 岩崎　聡：BAHA の聴覚医学的問題．Audiol Jpn, **53**：177-184, 2010.

11) 岩崎　聡, 工　穣, 茂木英明ほか：埋め込み型骨導補聴器 BAHA の長期経過によるトラブルの検討．Otol Jpn, **20**：721-726, 2010.

12) Luetje CM, Brackman D, Balkany TJ, et al：Phase Ⅲ clinical trial results with the Vibrant Soundbridge implantable middle ear hearing device：A prospective controlled multicenter study. Otolaryngol Head Neck Surg, **126**：97-107, 2002.

13) 船坂宗太郎, 牛島達次郎, 矢野　純：先天性キヌタ・アブミ関節離断症(仮称)—発生学的ならびに臨床的考察による新名称の提唱—．日耳鼻会報, **82**：476-482, 1979.

14) 船坂宗太郎, 牛島達次郎, 矢野　純：外耳奇形を伴わない先天性耳小骨固着—その分類に関する一提案—．日耳鼻会報, **82**：793-798, 1979.

15) 山本　裕：耳小骨奇形の病態と連鎖再建術．日耳鼻会報, **116**：69-76, 2013.

Summary 耳小骨奇形の病態, 分類, 術前診断の方法と限界, 手術適応と術式について筆者の自験例を交えて概説した.

16) Teunissen EB, Cremers CWRJ：Classification of congenital middle ear anomalies report on 144 ears. Ann Otol Laryngol, **102**：606-612, 1993.

17) 中西　啓, 水田邦博, 大和谷　崇ほか：内耳開窓術にて良好な術後聴力を得た先天性卵円窓欠損例．Otol Jpn, **22**(2)：153-158, 2012.

18) 坂口博史：顔面神経鼓室内分岐を伴った先天性卵円窓欠損症例(図説)．耳鼻臨床, **112**(4)：216-217, 2019.

19) Sennaroglu L, Saatci I：A new classification for cochleovestibular malformations. Laryngoscope, **112**：2230-2241, 2002.

20) Sennaroglu L：Cochlear implantation in inner ear malformations--a review article. Cochlear Implants Int, **11**：4-41, 2010.

21) Sennaroğlu L, Bajin MD：Classification and Current Management of Inner Ear Malformations. Balkan Med J, **34**：397-411, 2017.

22) Sennaroglu L, Colletti V, Manrique M, et al：Auditory brainstem implantation in children and non-neurofibromatosis type 2 patients：a consensus statement. Otol Neurotol, **32**：187-191, 2011.

23) McElveen JT Jr, Carrasco VN, Miyamoto RT, et al：Cochlear implantation in common cavity malformations using a transmastoid labyrinthotomy approach. Laryngoscope, **107**：1032-1036, 1997.

24) Sennaroglu L, Atay G, Bajin MD：A new cochlear implant electrode with a "cork"-type stopper for inner ear malformations. Auris Nasus Larynx, **41**：331-336, 2014.

25) Sennaroğlu L, Bajin MD, Pamuk E, et al：Tahir. Cochlear Hypoplasia Type Four With Anteriorly Displaced Facial Nerve Canal. Otology Neurotology, **37**：e407-e409, 2016.

MB ENT, 271：61-67, 2022

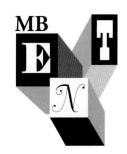

◆特集・子どもの難聴を見逃さない！

遺伝性難聴

土橋奈々[*1]　松本　希[*2]

Abstract　先天性難聴の中で遺伝性難聴は 50％以上を占める．このため，小児の難聴を診察するうえで，遺伝性難聴の可能性は常に念頭に置くべきである．遺伝性難聴を見逃さないためには，まず言語発達遅滞などから難聴が疑われる児を拾い上げることが重要である．また，家族歴がない場合にも遺伝性難聴である可能性は十分にあること，遺伝性難聴の中には進行性のものもあることに留意し，同意が得られる場合には遺伝学的検査を検討する．家族歴の聴取，詳細な家系図を作成することも遺伝性難聴を見逃さないために必要である．保険収載の遺伝学的検査は頻度の高い遺伝子変異のみをターゲットにしているため，変異の検出がないからといって遺伝性難聴が否定されるわけではない．多施設共同研究で次世代シークエンス法などを用いた検査によって原因遺伝子が判明することがある．

Key words　遺伝性難聴(hereditary hearing loss)，先天性難聴(congenital hearing loss)，進行性難聴(progressive hearing loss)，非症候群性難聴(non-syndromic hearing loss)，症候群性難聴(syndromic hearing loss)

はじめに

先天性難聴は出生1,000人に約1.33人と他の先天性疾患に比べても高頻度にみられ，そのうち少なくとも50％が遺伝性と考えられている[1]．先天性難聴の遺伝子解析が2012年に保険収載されてから遺伝子検査の普及が進み，2019年度には年間1,400件程度の遺伝学的検査が行われている．また，検出機器の発展に伴い新規遺伝子の検出診断率は上昇している[2]．

新生児聴覚スクリーニングでいわゆる「refer判定」となり，産科より精密聴力検査機関に紹介された児は，滲出性中耳炎などの影響が除外されたうえで両側性難聴が認められれば遺伝子検査が考慮されることが多いと思われる．難聴遺伝子検査を行っているということは本特集のテーマである「難聴を見逃さない」をすでに達成していることを意味する．ただし，軽度難聴や進行性難聴の場合は難聴自体が見逃されやすい．1歳6ヶ月児健診や3歳児健診で難聴の疑いを指摘される場合，言語発達遅滞や音への反応不良を端緒として近医耳鼻咽喉科や小児科から精密聴力検査機関へ紹介される場合には，難聴の診断，遺伝子検査を経て遺伝性難聴の診断に結びつく可能性がある．また，症候群性難聴の場合，難聴以外の特徴的な身体所見・検査所見から症候群性の遺伝性難聴を疑い，診断に結びつくことがある．本稿では，子どもの遺伝性難聴について概論を述べ，見逃さないためのコツ，診療上の注意点について述べる．

遺伝性難聴の診療

遺伝性難聴は小児難聴の原因の中でも大きな割合を占めており，罹患率が新生児1,000人当たり1.33人といわれる先天性難聴の中で占める割合

[*1] Tsuchihashi Nana，〒812-8582 福岡県福岡市東区馬出 3-1-1　九州大学病院耳鼻咽喉・頭頸部外科，助教
[*2] Matsumoto Nozomu，同，講師

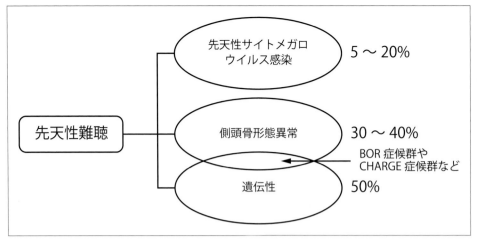

図 1. 先天性難聴の原因と頻度
側頭骨形態異常による難聴と遺伝性難聴の間には BOR 症候群や CHARGE 症候群といった
オーバーラップ症例が存在する

は約 50％である（図 1)[1]．このため，小児の難聴を診察するうえで，遺伝性難聴の可能性は常に念頭に置くべきである．ほとんどの遺伝性難聴は蝸牛が障害されることによって発症している[3]．遺伝子変異により蝸牛内の種々の細胞の恒常性維持や信号伝達機能が低下することで難聴をきたす．

遺伝性難聴はその表現型から症候群性と非症候群性に，遺伝形式から常染色体劣性遺伝と優性遺伝，X 連鎖遺伝，ミトコンドリア遺伝に分類される．診断に際しては，まず問診が重要であり，妊娠経過中や周産期に難聴と関連するエピソードがないかを確認する．難聴の家族歴の聴取は遺伝性難聴を疑ううえで極めて重要であり，詳細に聴き取りをして遺伝形式を推定する．また，小児科受診や健診での異常についての情報を取得するとともに，症候群性難聴をきたしうる所見がないかにも留意しながら身体診察を行う．また，発達年齢に応じた聴力検査によって難聴の程度や聴力型を確認する．

非症候群性難聴と症候群性難聴

1．非症候群性難聴

遺伝性難聴の約 70％は難聴以外に症状がない非症候群性難聴である．非症候群性難聴の原因遺伝子としては，本稿執筆時（2021 年）現在 124 遺伝子が同定されており，常染色体劣性遺伝形式をとるものは 78 遺伝子，常染色体優性遺伝形式をとる

ものは 51 遺伝子，X 連鎖性遺伝形式をとるものは 5 遺伝子が同定されている[4]．

2．症候群性難聴

難聴以外の症状を随伴する症候群性難聴は遺伝性難聴の約 30％を占める．400 もの疾患・症候群が該当し[5]，その多くで原因遺伝子が判明している．症候群性難聴をきたす症候群には，Usher 症候群（難聴＋網膜色素変性），Alport 症候群（難聴＋腎障害），BOR（branchio-oto-renal）症候群（難聴＋耳・頸瘻＋腎障害）などが含まれる[4]．特徴的な所見があればその診断は比較的容易であり，遺伝子検査でもターゲットを絞りやすい．症状が不明確な場合は診断に苦慮しがちであり，その際に遺伝子診断が役立つことも多い．これらの症候群は発症初期からすべての症状が揃っているとは限らないため，遺伝子検査で症候群性難聴を疑う遺伝子変異を発見した際は早めに関連診療科の評価を依頼するべきである．難聴以外の症状が遅発性に出現するものの例としては，10 歳頃から甲状腺腫を発症する Pendred 症候群や，思春期頃から網膜色素変性症を発症する Usher 症候群がある．

高頻度に診断される遺伝子変異

1．*GJB2*

非症候群性難聴の中でもっとも頻度が高いのが *GJB2* 遺伝子変異である．日本人で遺伝性難聴と

診断された症例の30〜40%を占めており，常染色体劣性遺伝形式をとる．細胞間結合の一つであるギャップ結合タンパク（connexin 26）をコードする遺伝子であり，カリウムイオンのリサイクルに関与している．蝸牛内ではラセン靱帯やラセン板縁の fibrocyte，支持細胞に豊富に分布する．一般的には出生時に両側高度・重度難聴であることが多いが，変異部位によって難聴の程度に差があり，軽度難聴の原因遺伝子として検出される場合もある[6]．例えば，c.235delC が関与する症例では高度・重度難聴が多く，c.109G＞A（p.V37I）が関与する症例では軽度・中等度難聴が多い．ただし，同じ遺伝子型をもつ同胞間でもしばしば難聴の程度が異なり，遺伝子型と phenotype の相関を画一的に捉えてはならない．また，発症年齢が6〜39歳と比較的遅く発症した難聴例の3%にも GJB2 変異を認めている[7]．すなわち，新生児聴覚スクリーニングがパス判定であった例や，進行性難聴を認めた症例からも GJB2 変異を検出することがある[8][9]．

2．SLC26A4

SLC26A4 遺伝子変異は，難聴と甲状腺腫を伴う Pendred 症候群および前庭水管拡大を伴った難聴の原因遺伝子であり，常染色体劣性遺伝形式をとる[10]．SLC26A4 は硫酸基トランスポーターに特徴的な配列を持つ遺伝子ファミリーであり，その遺伝子産物は pendrin と呼ばれ，内耳（内リンパ管，内リンパ嚢など），甲状腺，腎に発現し，陰イオンとヨードの搬送に関連するといわれている．SLC26A4 遺伝子変異例のほぼ全例で前庭水管拡大を伴い，日本人の前庭水管拡大症患者の80〜90%に SLC26A4 遺伝子変異が検出されている．前庭水管拡大自体は，BOR 症候群など他疾患でもみられる．臨床的特徴として，変動しながら進行する感音難聴を呈し，高度・重度の高音障害型感音難聴であることが多い．めまい，甲状腺腫の発症と変異型との明らかな相関は認められていない．先天性のものが多いが，約20%は幼少期以降に発症し進行する感音難聴を呈する[11]．

3．CDH23

CDH23 は常染色体劣性遺伝形式をとる非症候群性難聴をきたす遺伝子であるが，c.3566delG や c.5779_5780del は症候群性難聴である Usher 症候群タイプ1D を引き起こす変異でもある．CDH23 は蝸牛では有毛細胞に発現しており，有毛細胞の不動毛同士を結合する tip link を構成するタンパクとして機能している．CDH23 変異による難聴は先天性であることが多いが，p.R2029W など高齢発症をきたす変異もある．

4．STRC

STRC 遺伝子は，外有毛細胞の聴毛の分化に必要なタンパクである stereocilin をコードしており，軽度・中等度，非進行性の難聴をきたす非症候群性難聴の原因遺伝子である[12]．コピー数多型（copy number variation；CNV）解析を用いた研究では，軽度・中等度難聴の12%が STRC 遺伝子の両アレル欠失によるもので，30 dB 程度の軽度難聴も含まれていた[13]．また，STRC 遺伝子と精子形成に関与する CATSPER2 遺伝子の両方を含む染色体15q15.3領域の両アレル欠失のケースでは，難聴と男性不妊を特徴とする Deafness-infertility syndrome をきたす[14]．これらの遺伝子変異が判明した患者に対しては，臨床遺伝専門医，遺伝カウンセラーと協力し変異が判明した遺伝子の情報に基づいた遺伝カウンセリングを行う必要がある．

5．KCNQ4

KCNQ4 は，常染色体優性遺伝形式をとり，若年で発症し両側性に進行する難聴の原因遺伝子であり，カリウムチャネルタンパクをコードしている．高音漸傾型の聴力像を呈する例では幼少〜小児期，高音急墜型では青年期に難聴を発症し，中等度・高度難聴にとどまることが多い[15]．非症候群性難聴に分類されるが，めまい，てんかんを伴うことがある．

6．ミトコンドリア遺伝子変異

家族歴の聴取の際に母系の難聴者が多い場合はミトコンドリア遺伝を疑う[16]．アミノグリコシド

系抗菌薬は，高濃度投与や大量投与により有毛細胞の細胞死を惹起して難聴が起こるが，*MT-RTR1* m.1555A＞G 変異例では通常量の投与によっても難聴をきたし，発症後に有効な治療法はない．新生児期・幼少期に集中治療を受けた児はアミノグリコシド系の薬剤を投与されることもある．そのような児が耳鼻咽喉科に聴力評価依頼で受診するのは集中治療を要する症状が落ち着いた後である．新生児聴覚スクリーニングがパス判定の児が，適切に投与量を管理したにもかかわらずアミノグリコシド系抗菌薬を使用後に高度難聴となっていた場合は，ミトコンドリア遺伝子変異の可能性も考えて特に家族歴を詳しく聴取する．また，*MT-TL1* m.3243A＞G 変異例は MELAS や糖尿病を合併する．MELAS 患者では 80％ 以上にこの変異が認められ，2～10 歳の発症が多い．てんかん，頭痛などを初発症状とすることが多いが，10％ 程度は難聴が初発症状である[17]．

遺伝子診断による治療方針の変更

遺伝子治療が選択可能ではない現時点において，遺伝子変異の種類によって難聴の治療法が大きく変わることは少ない．「聴力が足りなければ補聴器，補聴器が無効なら人工内耳」が介入の主軸であり，あくまでその時点の聴力，言語発達の状態，MRI などの画像所見，保護者の希望などで治療方針を判断すべきである．原因遺伝子によって補聴器の効果，人工内耳の効果をある程度予測できる場合があるため，遺伝子診断は治療方針決定においてその判断を補強する存在として活用していくが，遺伝子検査結果に振り回されないように注意する．例えば，*GJB2* 変異があったからといって明らかに音感があるのに人工内耳を強く勧めることはしてはならないし，*GJB2* や *SLC26A4* など人工内耳の有効性が指摘されている遺伝子変異を検出したことを唯一の理由に両耳人工内耳装用を推奨することも好ましくない．また，*GJB2* 遺伝子変異は人工内耳装用の成績が良好とされている遺伝子変異であるが例外症例も必ずいる．し

たがって，「*GJB2* 変異による難聴だから人工内耳の効果が必ず見込める」という説明も誤解を招く可能性があり不適切である．

現時点で，遺伝子検査の結果によって方針が大きく変わる可能性があるものとして auditory neuropathy spectrum disorder（ANSD）がある．ANSD は，耳音響放射の反応はみられるのに聴性脳幹反応がみられない難聴の総称である．ANSD の中には内耳道狭窄や蝸牛神経欠損といった人工内耳を使った音声言語療育に著しく不利な条件が含まれる．一方，*OTOF* 遺伝子変異などでみられる蝸牛内シナプス伝達の異常による ANSD は人工内耳の効果が期待できる[18)19)]．高度・重度難聴児に *OTOF* 遺伝子変異が検出された場合は，保護者に最新の報告などに基づく情報提供を行い，画像診断などの他の評価項目も併せ人工内耳手術を行うかを検討する．

また，症候群性難聴の中でも視覚聴覚二重障害をきたす遺伝子変異を認める例には注意が必要である．難聴だけでなく，視覚障害も併発している場合は，コミュニケーションの困難度はきわめて高度となる．例えば，手話でコミュニケーションを取っていた難聴者に視覚障害が進むと，手話でのコミュニケーションが困難になり，触手話や指文字でのコミュニケーションが必要となることがある[20)]．症候群性難聴は他の所見が遅れて顕在化することがあるため，将来視覚障害を併発すると予測できる遺伝子変異が認められた場合には，視覚聴覚二重障害をきたした場合のコミュニケーションモードがどのようになりうるかなどの情報提供を行い，人工内耳植込術を含めた治療の選択肢を説明する必要がある．

遺伝カウンセリング

先天性難聴の遺伝学的検査が 2012 年から保険診療に移行し，先天性・進行性難聴の診断，治療における遺伝学的検査がより重要かつ身近な存在となってきた．しかし，検査結果として得られる遺伝情報は生涯変化することがなく，児の将来や

血縁者にも影響が大きいため，遺伝学的検査を行う場合には，事前に目的，利益，不利益を含めた遺伝カウンセリングが必要であり，理解・同意が得られてから検査を行う．また，原因遺伝子が確定した場合，原因，難聴の特徴，合併症の有無や対応，難聴に対する治療法，次子の再発率，保因者などの説明を行う．結果説明をする際に責任を重く感じる親は多い．結果説明にあたっては，難聴に限らず，生活習慣病である高血圧や糖尿病，腫瘍，などの多様な疾患に遺伝子が関連しており，どんな人でも必ず劣性遺伝疾患の変異を数個は持っていることを説明し，過剰な有責の意識を持たれないように配慮する．また，先天性疾患の責任を過度に母親に押し付ける傾向はいまだに日本でも一部の家族にみられる．常染色体劣性遺伝形式の難聴と判明したときは責任が「父母半々」と断言すること（優性遺伝形式のときは責任の所在に言及しないこと），そもそも遺伝性難聴と判明したのであれば「妊娠中の母親の不摂生のせいではない」と説明することなどによって母親を（主に父方の親戚からの）いわれなき叱責から守ることもできる．このように説明の際の言葉選びは多少の経験とテクニックを要することもある．

遺伝性難聴を見逃さないために

1．難聴が疑われる児を拾い上げること

新生児聴覚スクリーニングで refer 判定となった児は，精密聴力検査機関に紹介となるため，精密聴力検査機関で難聴の確定の後に，遺伝性難聴の可能性を見込んで遺伝子検査に進むことが多く，見逃すことは少ないと思われる．気を付けなければならないのは，新生児聴覚スクリーニング未検査の児である．新生児聴覚スクリーニングの検査施行率は年々上昇し，2019 年度には受検率は90.8%（1,627/1,741 市区町村）に達しているが，一部または全額の公的負担があるのは52.6%（916/1,741 市区町村）の市区町村にとどまっており[21]，いまだ先天性難聴が見逃される原因となっている．1 歳 6 ヶ月健診や，3 歳児健診で難聴の拾い上げが行われるが，声掛けに振り向かない，言語発達が遅れている，などの徴候で受診した児を診た場合には，遺伝性難聴の可能性も見据えて，乳幼児聴力検査や ABR ができる病院への早期の紹介をすることが重要である．

2．家族歴がない場合にも遺伝性難聴である可能性があること

家系内に罹患者がいる場合には遺伝性難聴を疑うのは容易であるが，近年少子化の影響により家系内，きょうだいに罹患者がいない孤発例が多い．また，遺伝性難聴の中では常染色体劣性遺伝形式がもっとも多いため，家族歴がない難聴児でも遺伝性難聴と判明する可能性がある．また，優性遺伝形式の疾患は発症確率（浸透率）や症状の重症度（表現度）が異なる場合が多く，同一の遺伝子を受け継いでいるきょうだい児でもしばしば症状に差異がある．

3．進行性の遺伝性難聴もあること

先天性難聴に比べて遅発性・進行性難聴は少ないが，出生時には1,000 人当たり1.33 人であった難聴児が小学生では2.83 人に増加し，成長とともに難聴罹患率が上昇する[22]．本邦の多施設共同研究による遺伝子検査の集計でも 6 歳以上に発症した若年発症の遺伝性難聴が相当数検出されている[7]．常染色体優性遺伝形式をとる難聴には進行性のものが多い．若年の血縁者にまだ難聴が発症していない人，本人の自覚がない難聴者がいる場合もあるため，家族歴を聴取しても拾い上げられないことがある．また，SLC26A4，CDH23，KCNQ4，ミトコンドリア変異，LOXHD1，TMPRSS3 などの変異例は，難聴が進行することが考えられるため，定期的な聴力検査を勧める．

4．現存の遺伝学的検査だけではすべての遺伝子異常を拾い上げられないこと

保険収載の遺伝学的検査はパネル検査となっており，日本人に高頻度にみられる遺伝子変異を検出するが，保険収載の検査で変異が検出されなかったとしても遺伝性難聴は否定されない．次世代シークエンス法や必要に応じて行われる CNV

解析，Multiplex Ligation-dependent Probe Amplification（MLPA），TaqMan Genotyping，全エクソーム解析（whole exome sequencing；WES）解析によるさらなる追加検査に繋げると，パネルに入っていない稀な，または新規の遺伝子変異を検出できることがあり，5〜10％程度の診断率向上が期待できる．症候群性難聴が疑われる場合には，検査提出時にその phenotype についても記載し，疑う遺伝子変異の情報提供を行い検出しやすくすること，また小児科など他科と連携を取って診断に結びつけることが重要である．保険収載の遺伝学的検査のみを施行している施設では，遺伝学的検査で変異を検出せず，なお遺伝性難聴が疑われる症例では，上記追加検査を施行している施設か，難聴遺伝子検査の多施設共同研究に参加している施設への紹介を検討する．

5．家族歴の聴取，家系図の作成の重要性

難聴児の詳細な家族歴を聴取することは遺伝形式や症候群性難聴の推定につながるため遺伝性難聴を見逃さないために極めて重要である．また，再発率（遺伝性難聴と判明した児の両親の次子に同じ遺伝性難聴が発症する可能性）について情報提供する際にも正確な家系図が必要となる．最近はきょうだいが少ない家系が多いため，最低でも2親等（きょうだいと祖父母），できれば4親等（いとこまで）を聴き取っておくことが勧められる．また，近親婚についての情報を得ることも重要である．

診療録に記載する際も「血縁者に難聴者なし」と1行で済ませるのではなく，家系図を入れておくとどこまでの血縁者を調査したのかがわかる．当科では，電子カルテの「家系図記載機能」ではなく，図2のような罫線素片文字（「けいせん」の文字変換で記載できる）による家系図を診療録の文章内に記載している．記載に慣れが必要で複雑な記載は難しいが，いったん記載してしまえば追記・訂正が容易で，また文字データであるため紹介状などにコピー／ペーストしやすく便利である．

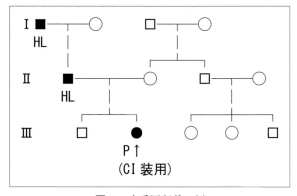

図 2．家系図記載の例
図ではなく等幅フォントを使った文字データである

参考文献

1) Lieu JEC, Kenna M, Anne S, et al：Hearing Loss in Children：A Review. JAMA, **324**：2195-2205, 2020.

2) Mori K, Moteki H, Miyagawa M, et al：Social Health Insurance-Based Simultaneous Screening for 154 Mutations in 19 Deafness Genes Efficiently Identified Causative Mutations in Japanese Hearing Loss Patients. PLoS One, **11**：e0162230, 2016.

3) Dror AA, Avraham KB：Hearing loss：mechanisms revealed by genetics and cell biology. Annu Rev Genet, **43**：411-437, 2009.

4) Smith R, Shearer E, Van Camp G, et al：Hereditary Hearing Loss Homepage. In；2021.

5) Koffler T, Ushakov K, Avraham KB：Genetics of Hearing Loss：Syndromic. Otolaryngol Clin North Am, **48**：1041-1061, 2015.

6) 宇佐美真一：きこえと遺伝子 2―難聴の遺伝子診断 ケーススタディー集―．金原出版, 2012.

7) Usami SI, Nishio SY：The genetic etiology of hearing loss in Japan revealed by the social health insurance-based genetic testing of 10K patients. Hum Genet, 2021.
   Summary 本邦の難聴遺伝子検査で得られた1万例以上の解析から，発症年代ごと，遺伝子変異ごとの検出頻度を集計した報告．

8) Dedhia K, Kitsko D, Sabo D, et al：Children with sensorineural hearing loss after passing the newborn hearing screen. JAMA Otolaryngol Head Neck Surg, **139**：119-123, 2013.

9) Minami SB, Mutai H, Nakano A, et al：GJB2-associated hearing loss undetected by hearing screening of newborns. Gene, **532**：41-45, 2013.

10) Usami S, Abe S, Weston MD, et al：Non-syndromic hearing loss associated with enlarged

vestibular aqueduct is caused by PDS mutations. Hum Genet, **104**：188-192, 1999.

11）Miyagawa M, Nishio SY, Usami S, et al：Mutation spectrum and genotype-phenotype correlation of hearing loss patients caused by SLC26A4 mutations in the Japanese：a large cohort study. J Hum Genet, **59**：262-268, 2014.

12）Yokota Y, Moteki H, Nishio SY, et al：Frequency and clinical features of hearing loss caused by STRC deletions. Sci Rep, **9**：4408, 2019.

13）Nishio SY, Moteki H, Usami SI：Simple and efficient germline copy number variant visualization method for the Ion AmpliSeq custom panel. Mol Genet Genomic Med, **6**(4)：678-686, 2018.

14）Vona B, Hofrichter MA, Neuner C, et al：DFNB16 is a frequent cause of congenital hearing impairment：implementation of STRC mutation analysis in routine diagnostics. Clin Genet, **87**：49-55, 2015.

15）Naito T, Nishio SY, Iwasa Y, et al：Comprehensive genetic screening of KCNQ4 in a large autosomal dominant nonsyndromic hearing loss cohort：genotype-phenotype correlations and a founder mutation. PLoS One, **8**：e63231, 2013.

16）松永達雄：難聴遺伝子変異．新生児・幼小児の難聴─遺伝子診断から人工内耳手術，療育・教育まで─．診断と治療社, 2014.

17）El-Hattab AW, Almannai M, Scaglia F：MELAS. In：GeneReviews®[Internet]. University of Washington, Seattle(WA)；1993-2021 2001 Feb. 27[Updated Nov. 29, 2018].

18）Santarelli R, del Castillo I, Cama E, et al：Audibility, speech perception and processing of temporal cues in ribbon synaptic disorders due to OTOF mutations. Hear Res, **330**：200-212, 2015.

19）Zheng D, Liu X：Cochlear Implantation Outcomes in Patients With OTOF Mutations. Front Neurosci, **14**：447, 2020.

20）中西　啓，岩崎　聡，遠藤志織ほか：当院におけるアッシャー症候群タイプ1の臨床所見の検討．Audiol Jpn, **60**：484-491, 2017.

21）厚生労働省：令和元年度「新生児聴覚検査の実施状況などについて」．2019.

22）Morton CC, Nance WE：Newborn hearing screening--a silent revolution. N Engl J Med, **354**：2151-2164, 2006.

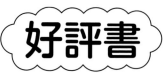

違法な「自炊」私はしない！

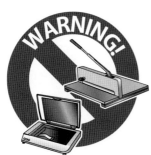

これは違法となる可能性があります！

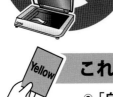

- ◉「自炊」データを複数の友人と共有する.
- ◉「自炊」を代行業者に依頼する.
- ◉ 業務に使うために本を「自炊」する.

これは著作権侵害です！

- ◉「自炊」データをウェブにアップロードし，誰でも使用できるようにする.
- ◉「自炊」データを販売する.

本を裁断し，スキャナを使って電子化する「自炊」が広まっています.
しかし，著作権法に定められた**ルールを守らない**「自炊」は，著作権侵害であり，**刑事罰の対象**となることもあるので，十分な注意が必要です.

特定非営利活動法人 **日本医学図書館協会**／一般社団法人 **日本医書出版協会**

FAX による注文・住所変更届け

改定：2015 年 1 月

毎度ご購読いただきましてありがとうございます．

読者の皆様方に小社の本をより確実にお届けさせていただくために，FAX でのご注文・住所変更届けを受けつけております．この機会に是非ご利用ください．

◇ご利用方法

FAX 専用注文書・住所変更届けは，そのまま切り離して FAX 用紙としてご利用ください．また，注文の場合手続き終了後，ご購入商品と郵便振替用紙を同封してお送りいたします．**代金が 5,000 円をこえる場合，代金引換便とさせて頂きます．**その他，申し込み・変更届けの方法は電話，郵便はがきも同様です．

◇代金引換について

本の代金が 5,000 円をこえる場合，代金引換とさせて頂きます．配達員が商品をお届けした際に，現金またはクレジットカード・デビットカードにて代金を配達員にお支払い下さい(本の代金＋消費税＋送料)．(※年間定期購読と同時に 5,000 円をこえるご注文を頂いた場合は代金引換とはなりません．郵便振替用紙を同封して発送いたします．代金後払いという形になります．送料は定期購読を含むご注文の場合は頂きません)

◇年間定期購読のお申し込みについて

年間定期購読は，1 年分を前金で頂いておりますため，代金引換とはなりません．郵便振替用紙を本と同封または別送いたします．送料無料，また何月号からでもお申込み頂けます．

毎年末，次年度定期購読のご案内をお送りいたしますので，定期購読更新のお手間が非常に少なく済みます．

◇住所変更届けについて

年間購読をお申し込みされております方は，その期間中お届け先が変更します際，必ずご連絡下さいますようよろしくお願い致します．

◇取消，変更について

取消，変更につきましては，お早めに FAX，お電話でお知らせ下さい．

返品は，原則として受けつけておりませんが，返品の場合の郵送料はお客様負担とさせていただきます．その際は必ず小社へご連絡ください．

◇ご送本について

ご送本につきましては，ご注文がありましてから約 1 週間前後とみていただきたいと思います．お急ぎの方は，ご注文の際にその旨をご記入ください．至急送らせていただきます．2〜3 日でお手元に届くように手配いたします．

◇個人情報の利用目的

お客様から収集させていただいた個人情報，ご注文情報は本サービスを提供する目的(本の発送，ご注文内容の確認，問い合わせに対しての回答等)以外には利用することはございません．

その他，ご不明な点は小社までご連絡ください．

株式会社　全日本病院出版会　〒 113-0033 東京都文京区本郷 3-16-4-7F
電話 03(5689)5989　FAX03(5689)8030　郵便振替口座 00160-9-58753

年　　月　　日

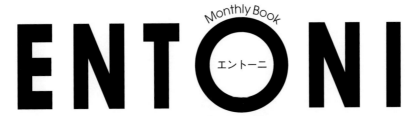

FAX 専用注文書

「Monthly Book ENTONI」誌のご注文の際は，このFAX専用注文書
もご利用頂けます．また電話でのお申し込みも受け付けております．
毎月確実に入手したい方には年間購読申し込みをお勧めいたします．また
各号1冊からの注文もできますので，お気軽にお問い合わせください．

バックナンバー合計
5,000円以上のご注文
は代金引換発送

―お問い合わせ先―
㈱全日本病院出版会　営業部
電話 03(5689)5989　　FAX 03(5689)8030

□年間定期購読申し込み　No.　　から

□バックナンバー申し込み

No.	-	冊	No.	-	冊	No.	-	冊	No.	-	冊
No.	-	冊	No.	-	冊	No.	-	冊	No.	-	冊
No.	-	冊	No.	-	冊	No.	-	冊	No.	-	冊
No.	-	冊	No.	-	冊	No.	-	冊	No.	-	冊

□他誌ご注文

	冊		冊

お名前	フリガナ　　　　　　　　　　　　　　　　　　　㊞	電話番号
ご送付先	〒　　-　　　　　　　　　　　　　　　　　　　　　　　　　□自宅　　□お勤め先	

領収書　無・有　（宛名：　　　　　　　　　　　）

FAX 03-5689-8030 全日本病院出版会行

全日本病院出版会行

FAX 03-5689-8030

年　月　日

住 所 変 更 届 け

お名前	フリガナ	
お客様番号		毎回お送りしています封筒のお名前の右上に印字されております8ケタの番号をご記入下さい。
新お届け先	〒　　　　都道府県	
新電話番号	（　　　　　）	
変更日付	年　月　日より	月号より
旧お届け先	〒	

※ 年間購読を注文されております雑誌・書籍名に✓を付けて下さい。
- ☐ Monthly Book Orthopaedics （月刊誌）
- ☐ Monthly Book Derma. （月刊誌）
- ☐ 整形外科最小侵襲手術ジャーナル （季刊誌）
- ☐ Monthly Book Medical Rehabilitation （月刊誌）
- ☐ Monthly Book ENTONI （月刊誌）
- ☐ PEPARS （月刊誌）
- ☐ Monthly Book OCULISTA （月刊誌）

FAX 03-5689-8030

全日本病院出版会行

Monthly Book ENTONI バックナンバー

通常号⇒ 本体 2,500 円＋税
※その他のバックナンバー, 各目次等
　の詳しい内容は HP
　（www.zenniti.com）をご覧下さい.

次号予告

高齢者の頭頸部癌治療
─ポイントと治療後のフォローアップ─

No. 272（2022 年 6 月号）

編集企画／東京医科歯科大学教授

朝蔭　孝宏

化学療法・化学放射線療法	田中　英基ほか
免疫療法	西村　在ほか
頭頸部癌治療後の嚥下機能	平松真理子
周術期管理	今井　隆之
サルコペニア・フレイル	北野　睦三
頭頸部がん患者の認知症とせん妄	
	明智　龍男
口腔・中咽頭癌手術	横島　一彦ほか
下咽頭・喉頭癌手術	藤井　隆
鼻副鼻腔癌手術	大野　十央
高齢者と頭頸部再建手術	石田　勝大

掲載広告一覧

中山書店　　　　　　　　　　　　　　　　42

Monthly Book ENTONI No.271

2022 年 5 月 15 日発行（毎月 1 回 15 日発行）

定価は表紙に表示してあります.

Printed in Japan

発行者　　末　定　広　光
発行所　　株式会社　全日本病院出版会
〒 113-0033　東京都文京区本郷 3 丁目 16 番 4 号 7 階
電話（03）5689-5989　Fax（03）5689-8030
郵便振替口座 00160-9-58753

印刷・製本　三報社印刷株式会社　　電話（03）3637-0005
広告取扱店　㈱日本医学広告社　　　電話（03）5226-2791

ⓒ ZEN・NIHONBYOIN・SHUPPANKAI, 2022